Le Petite Fashion Guide

JULIA NOËLLE

TABLE DES MATIÈRES

1 QUELQUES CHANGEMENTS, BEAUCOUP DE RÉSULTATS

Il y a une dizaine d'années, quand je faisais mes études de psychologie, un jour je lisais un roman de Jean-Paul Dubois, Une vie française. À un moment dans le livre, le personnage se lie d'amitié avec son psy qui est très petit. Il dit de lui: "il aurait volontiers donné tout Freud et tout Lacan pour 10 cm de plus".

Je me rappelle qu'en lisant cela, je me suis dit: "moi aussi!"

En effet, comme le personnage de Jean-Paul Dubois, j'ai souvent pensé que si j'avais eu 10 centimètres de plus, ma vie aurait été différente. Pas moins belle ou moins intéressante mais plus facile.

Et oui, ce n'est pas forcément évident d'être plus petite que les autres.

A cela, vient s'ajouter le fait que les vêtements ne conviennent souvent pas. Tout est toujours trop grand, p*%°$$*!

C'est pour ça qu'il est d'autant plus important de savoir comment habiller ce corps un peu spécial, un peu éloigné de la moyenne.

C'est le but de ce livre.

Il aborde les tenues qui flattent la silhouette des personnes petites, les séries spéciales petites des marques et d'autres trucs vraiment utiles.

En appliquant ces conseils, vous éviterez un tas d'erreurs

courantes et votre look va passer au niveau supérieur.

Pour le dire autrement: en appliquant quelques changements, cela nous donne beaucoup plus de style.

2 VOUS ETES EN CHARMANTE COMPAGNIE

Ci-dessous, quelques portraits de femmes célèbres et qui ont en commun d'être petite. Les connaissez-vous ?

N'hésitez pas à les suivre sur internet et à observer ce qu'elles portent.

Reese Witherspoon 1.56 m   Kylie Minogue 1.57 m   Emilia Clarke 1.57 m

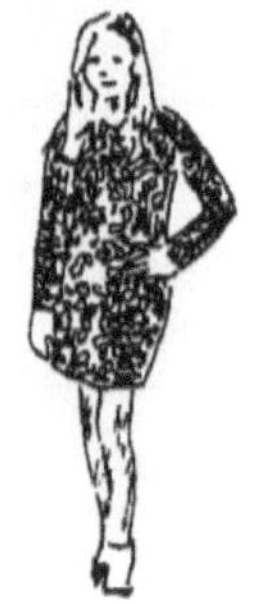 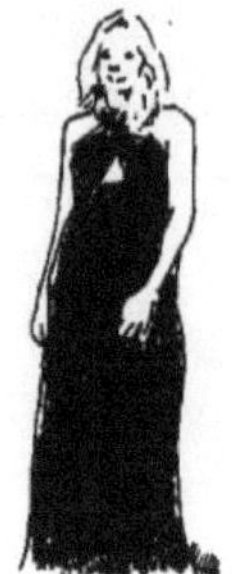 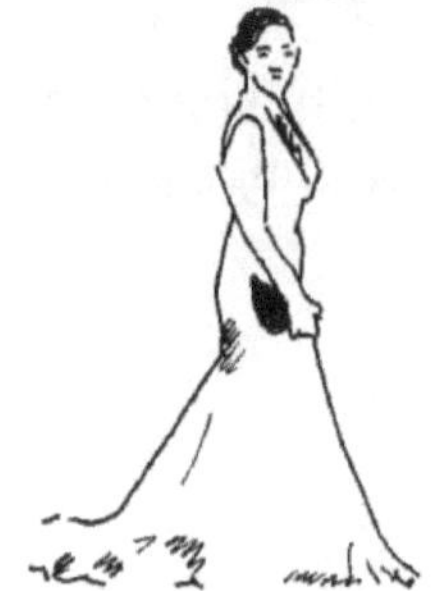

Shakira 1.57 m

Norah Jones 1.55 m

Mary-Kate Olsen 1.52 m
Ashley Olsen 1.55 m

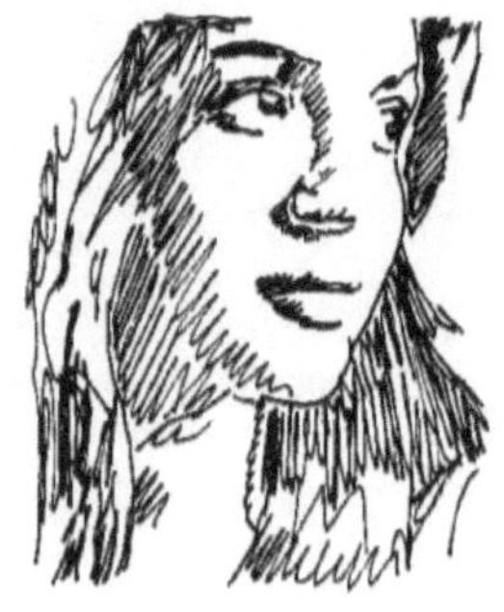 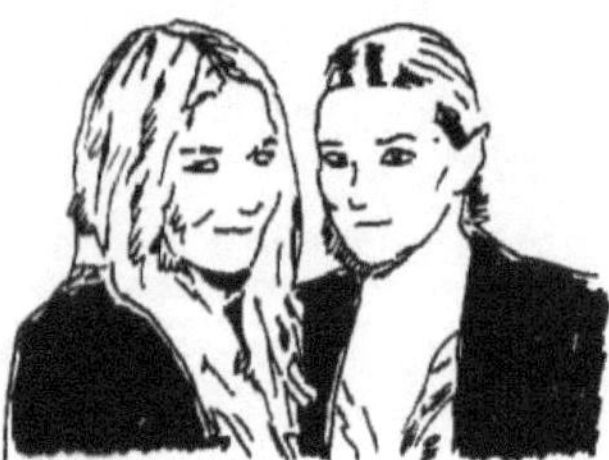

Eva Longoria 1.57 m   Lady Gaga 1.55 m   Salma Hayek 1.57 m   Ellen Page 1.55 m

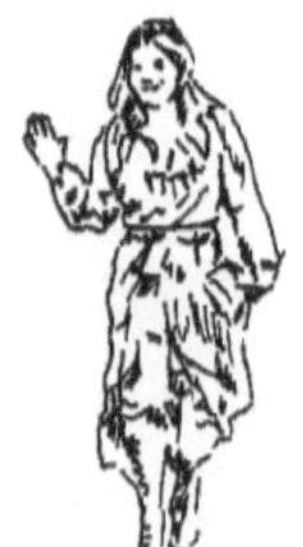 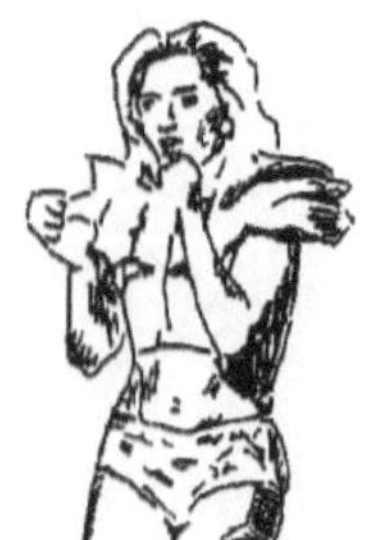 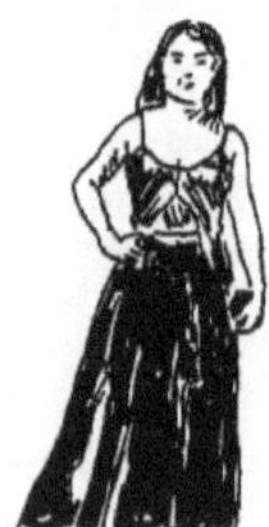 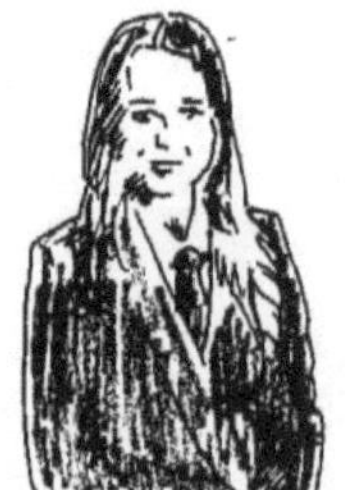

3 SEPT CONSEILS POUR FLATTER LE PHYSIQUE DES PETITES

1. La règle des tiers

Il s'agit d'un règle d'esthétique selon laquelle la division de l'espace la plus agréable pour l'œil est d'un tiers – deux tiers. Elle est appliquée en photographie et en peinture, notamment.
La plupart des grandes photographies et tableaux suivent ce principe.

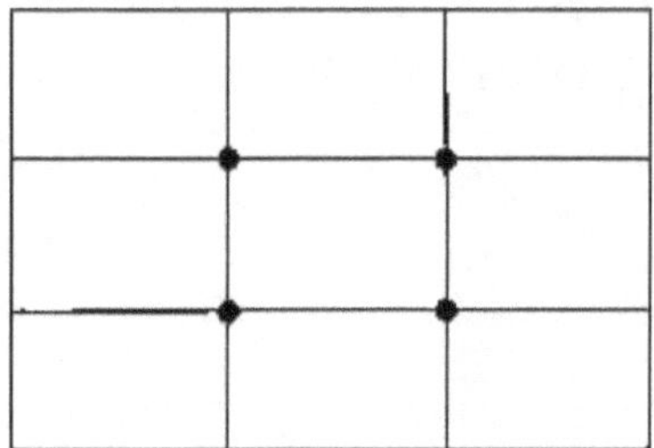 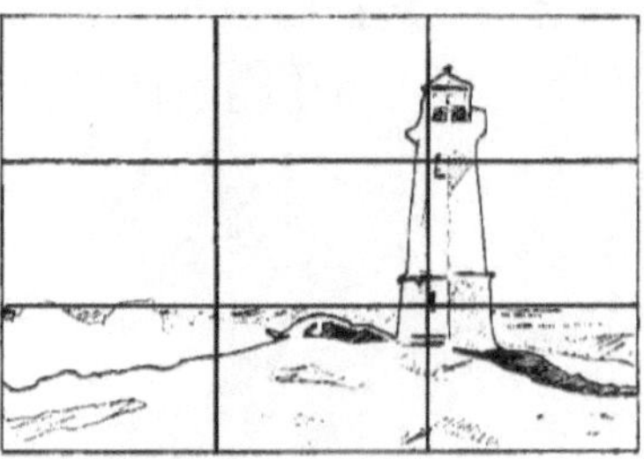

Au niveau de l'habillement, c'est le même principe.
Une silhouette divisée en un tiers deux tiers est esthétique et a un effet allongeant.
Par opposition, une silhouette coupée en deux à un effet rapetissant.

En portant un pantalon taille haute et un haut court, vous obtenez une silhouette 1/3-2/3.
Avec une robe tombant au dessus du genou également.
A l'inverse, si votre silhouette est coupée en deux parties égales (1/2-1/2), cela rétrécit.

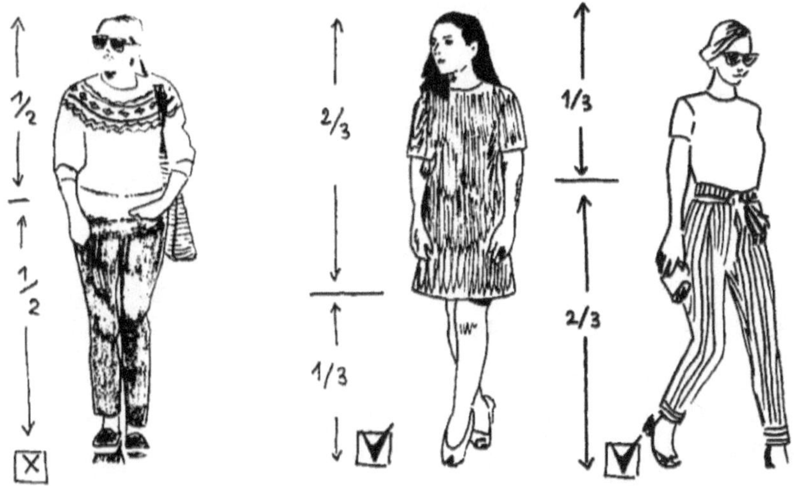

Les pantalons taille basse sont donc à éviter car ils coupent la silhouette en deux. Les pantalons taille haute par contre sont conseillés car ils créent cet effet 1/3-2/3.

Si vos jambes sont courtes, il est d'autant plus important d'éviter les pantalons tailles basses.
Portez des vêtements définissant la taille assez haut, voire plus haut qu'elle ne l'est vraiment.
Si à l'inverse votre torse est très petit, descendez un peu la taille ou portez des robes : elles fluidifient la différence entre le torse et les jambes.

Evitez les robes et jupes qui tombent juste en-dessous du genou : elles cassent la règle des tiers.
Les jupes ou robes qui tombent par terre, par contre, peuvent bien fonctionner en créant une ligne fluide qui va du bas vers le haut.
Si vous aimez vos jambes, mettez-les en valeur avec des jupes/robes qui tombent mi-cuisse.

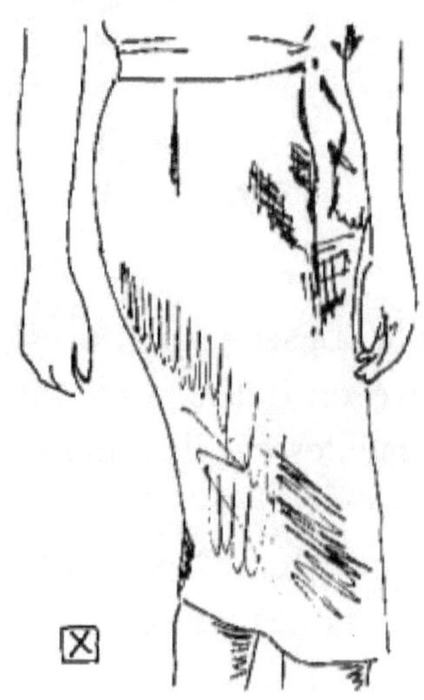

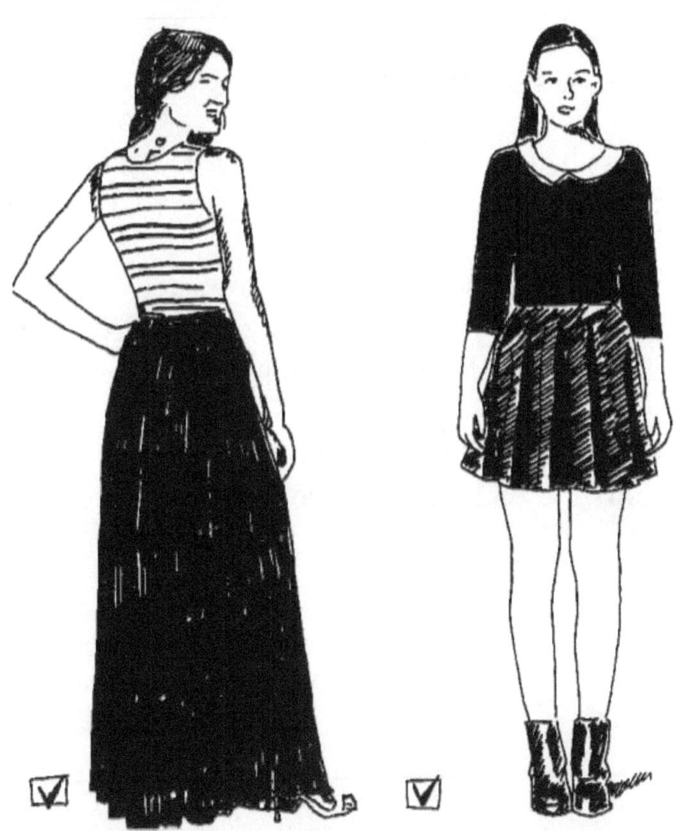

2. Eviter les cassures

Lorsque le haut et le bas de votre tenue sont de la même couleur, le regard coule de haut en bas et votre silhouette paraît plus élancée.

A l'inverse, lorsqu'il y a des contrastes important de couleurs entre le haut et le bas, cela crée des cassures, c'est-à-dire des lignes horizontales au niveau des vêtements.

Essayez d'évitez cela, et privilégiez les harmonies de **monochrome** ou harmonies de camaïeu.

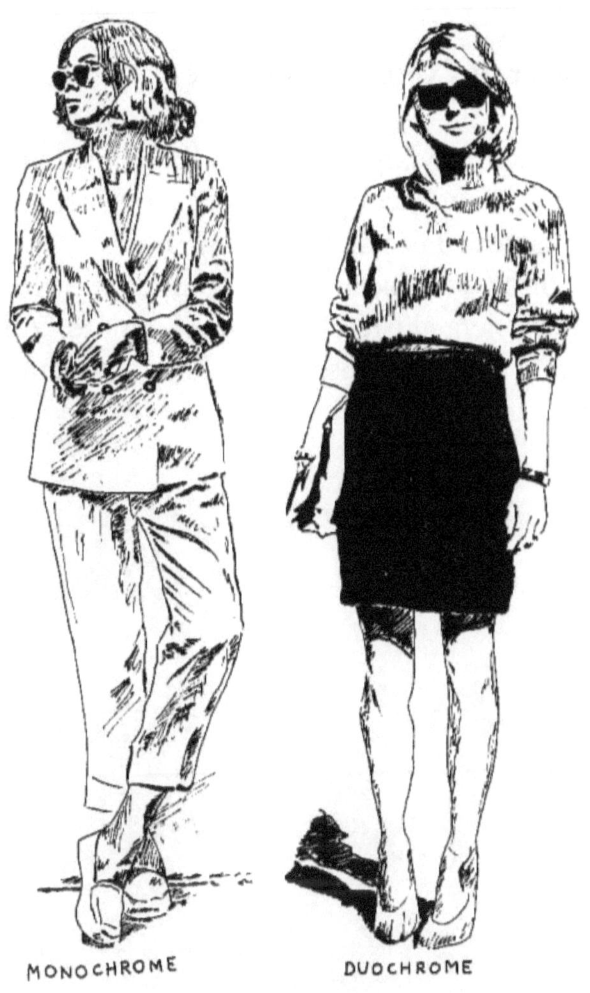

MONOCHROME
DUOCHROME

3. Porter des vêtements ajustés

Les vêtements trop larges donnent l'air plus petit.
A l'inverse, une coupe ajustée qui respecte vos proportions vous fait paraître plus grande.
Si vous portez une pièce large, compensez avec le reste de la tenue bien ajustée et un look épuré. Autrement, vous aurez l'air de disparaître à l'intérieur de vos vêtements.

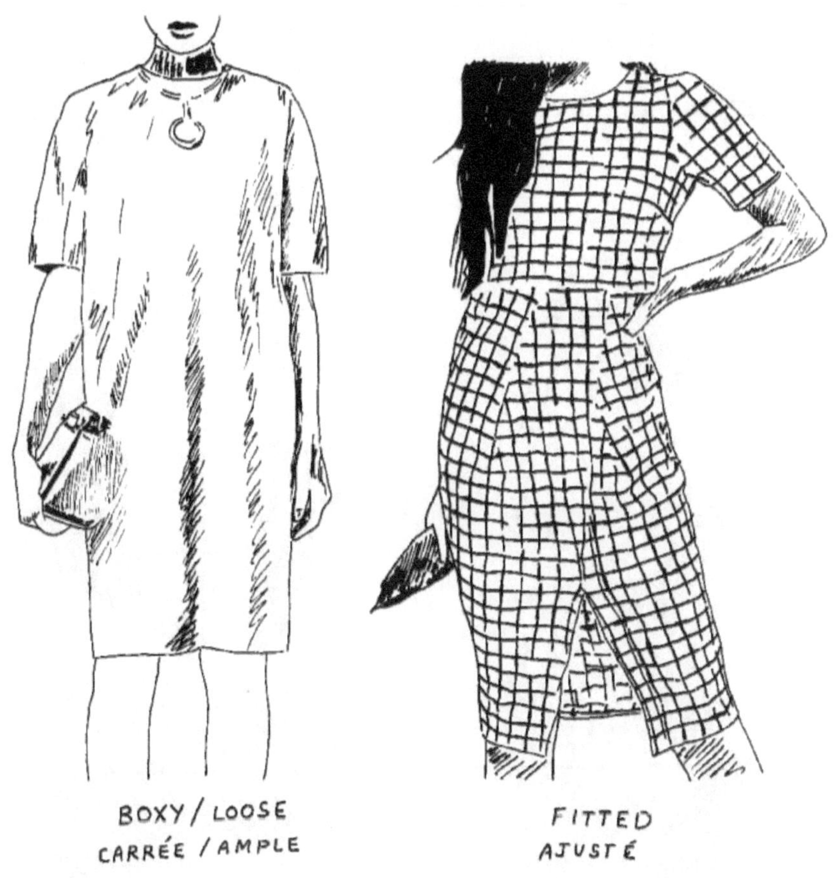

BOXY / LOOSE
CARRÉE / AMPLE

FITTED
AJUSTÉ

Gardez aussi à l'esprit que, si vous êtes petite, les vêtements amples auront tendance à être super large sur vous :

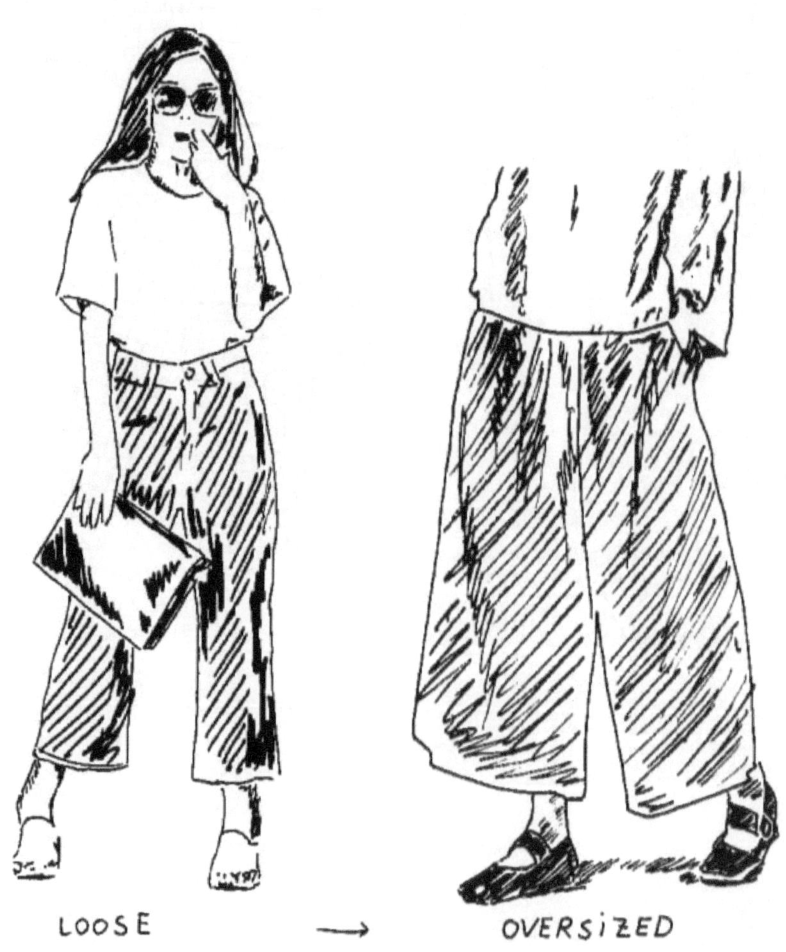

De même, les vêtements raccourcis auront une longueur normale sur vous. Cela peut donc être une bonne idée si vous cherchez un haut à longueur normale.

Pensez toujours aux proportions de votre corps et essayez de les respecter, c'est-à-dire de ne pas les déformer avec la mauvaise combinaison de longueur et d'ampleur. Car c'est souvent cela qui crée un look peu flatteur.

4. Rentrer son haut dans son pantalon

Non, ce n'est pas réservé à votre vieil oncle autrichien qui le porte avec ses bretelles. A l'heure où je vous écris, le t-shirt rentré dans le pantalon fait un grand come-back, en mode revival des années 90.

Cela donne l'impression que vos vêtements sont bien taillés pour vous, et montre une partie supplémentaire de votre peau. Et ça, cela donne l'air plus grande.
Rentrez votre t-shirt, votre pull, votre chemisier, tout. Si votre pull est massif, vous pouvez ne rentrer que l'avant, pour éviter l'effet bouffonnant.

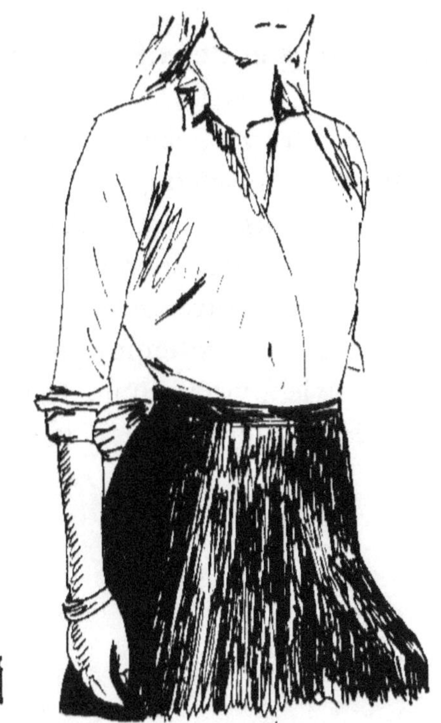

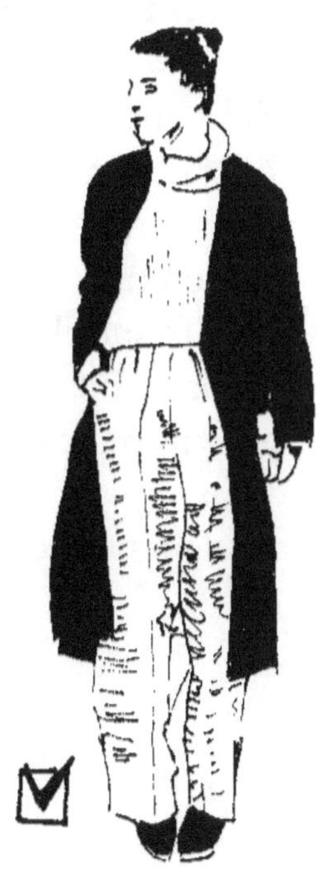

5. Porter des tenues épurées et des motifs subtils

Si vous portez une tenue chargée, avec beaucoup d'ornements, de grands motifs et beaucoup de couleurs différentes, vous risquez de « disparaître » dans vos vêtements. A l'inverse, une silhouette épurée avec des motifs subtils correspondra mieux à votre cadre.
Vous n'êtes pas cantonnée à une tenue ennuyeuse pour autant, mais pour donner du style à votre tenue, tournez-vous plutôt vers des matières intéressantes, de belles couleurs et de belles coupes.

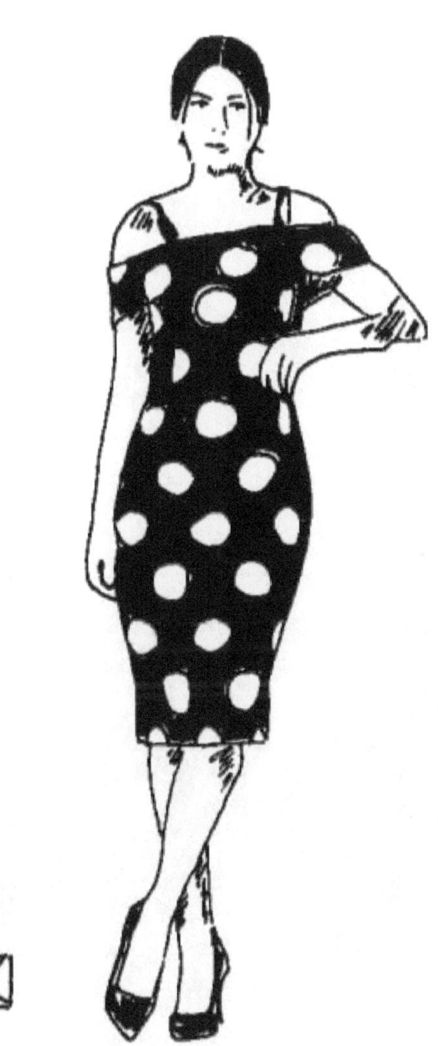

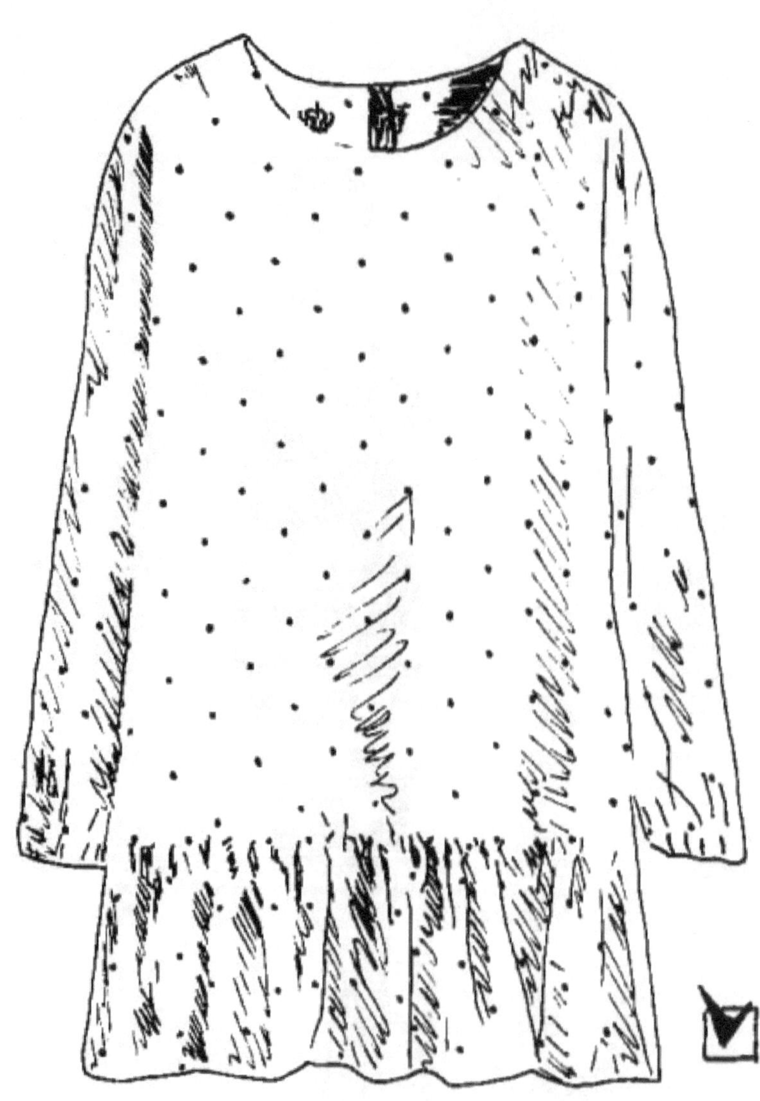

6. Accentuer les lignes verticales

Les lignes verticales allongent tandis que les lignes horizontales raccourcissent. Par exemple, une marinière portée avec des ceintures gladiateurs, cela a un effet tassant.

A l'inverse, un col V profond dessine de belles lignes verticales. De même pour n'importe quelle tenue dont les motifs forment des lignes verticales.
Les hauts avec décolleté ont tendance à allonger le buste et sont donc conseillés.

Tous les vêtements avec des motifs et des lignes verticales sont conseillés.

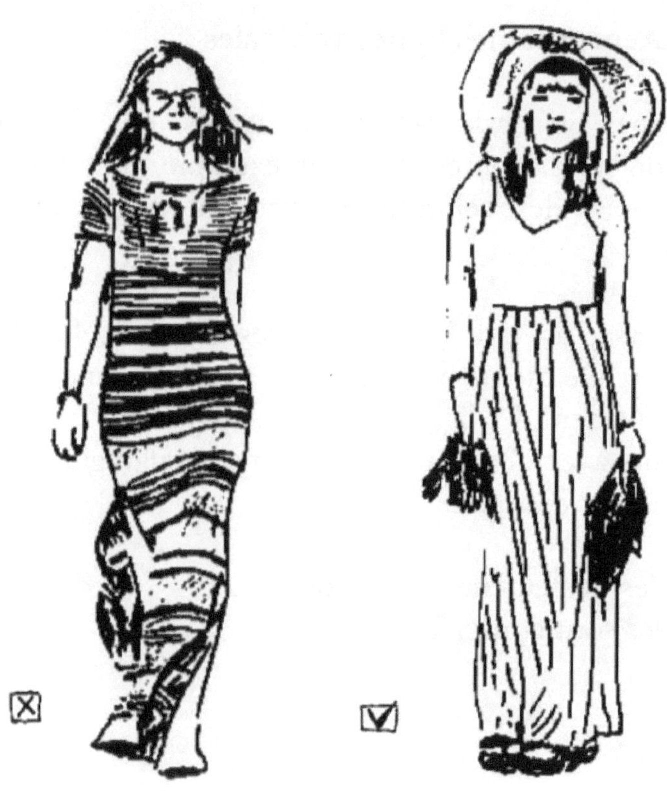

7. Soigner son maintien

Paraître petit ou grand est aussi une question de maintien. Se tenir droit est non seulement important pour le dos, mais cela envoie également un message à l'extérieur, sur l'image que vous avez de vous-même. En gros, prenez la place que vous avez, ne vous rapetissez pas.

Un bon conseil est de faire de la natation, de la musculation, du yoga, où tout autre sport qui tonifie votre dos et va vous faire vous tenir droite naturellement.

Votre corps vous remerciera pour cela quand vous serez plus âgée.

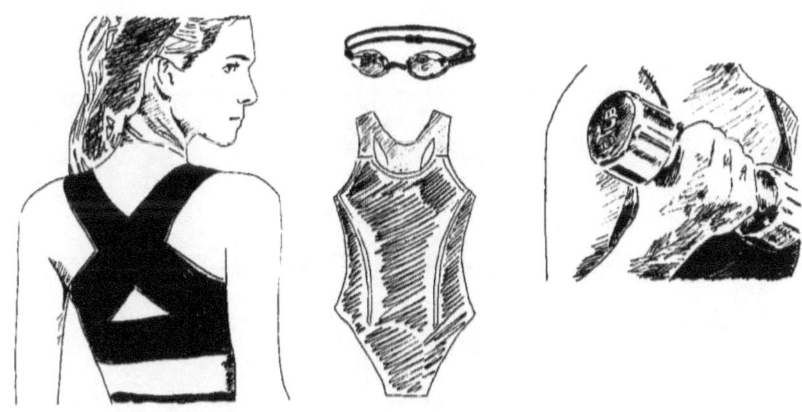

4 LES DO'S ET DON'TS DES PIECES ESSENTIELLES

Dans ce chapitre, nous aborderons quelques conseils pour des pièces basiques de votre garde-robe. Que porter ? Qu'éviter ?

Manteaux :

Pour les manteaux, le mieux est d'en choisir un assez court, qui tombe juste au-dessus des fesses. Mais pas si vous avez une forte poitrine. Dans ce cas, il vaut mieux choisir un modèle trapèze ou droit qui arrive à mi-cuisse et qui couvre les fesses.

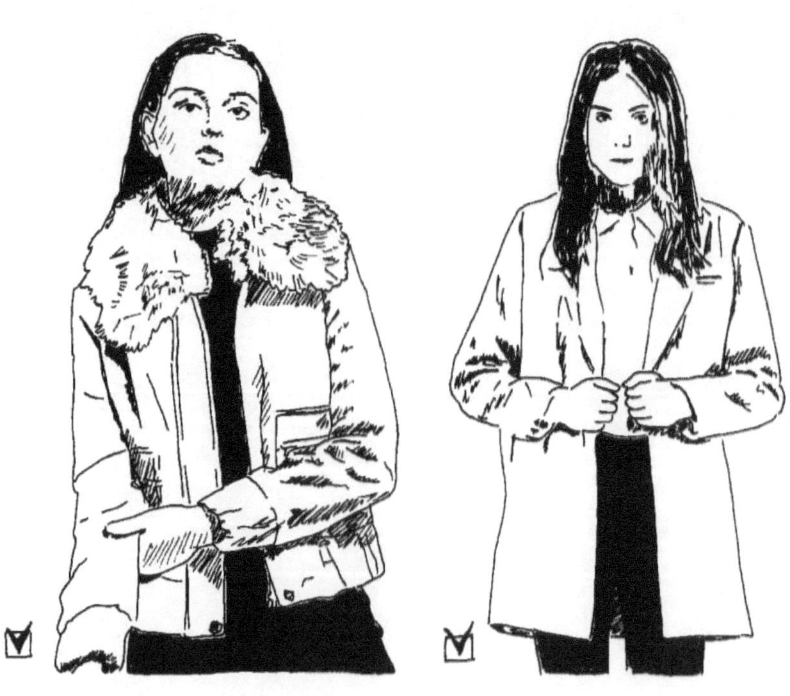

Pulls :

L'idéal est d'opter pour soit un pull long (qui tombe mi-cuisses), soit un pull très court, pour contribuer à la règle des tiers.

Les pulls à col V ou décolleté montrent une partie de la peau et créent des lignes verticales, c'est pourquoi ils sont conseillés.

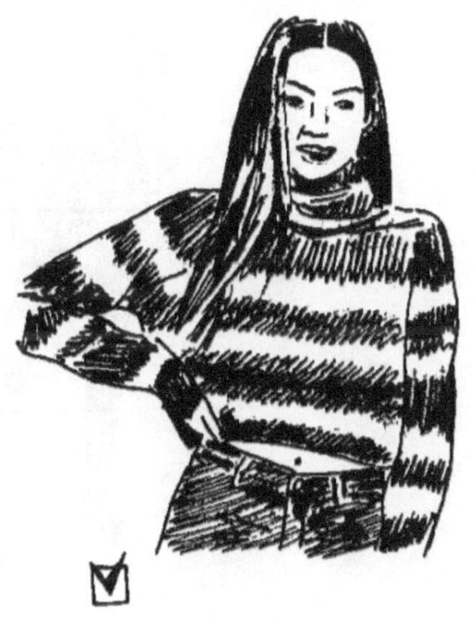
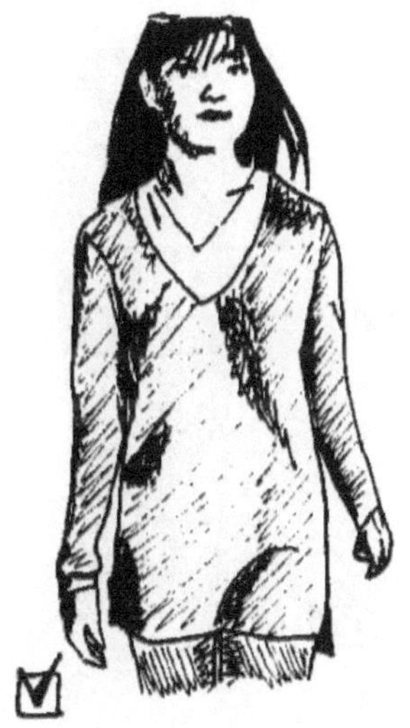

Pantalons :

Evitez les tailles basses car ils coupent la silhouette en deux au milieu.

De même, évitez les pantalons à revers/ourlet, qui ont tendance à raccourcir.

A l'inverse, les pantalons taille hautes, slims et à pont sont les plus flatteurs pour votre silhouette.

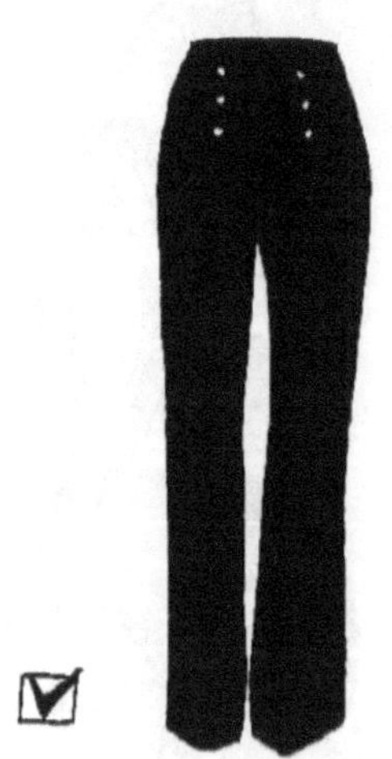

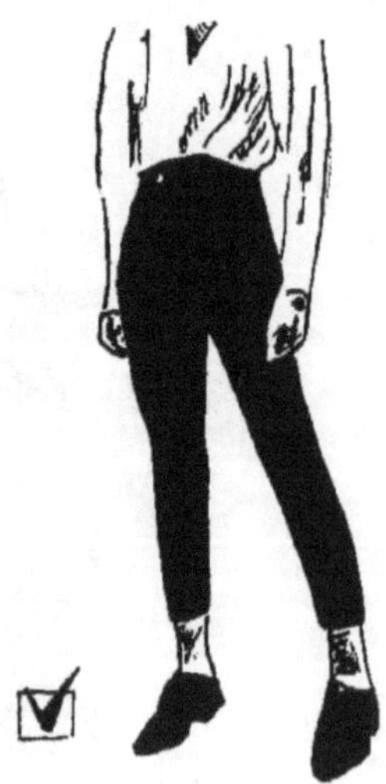

Robes et Jupes

Evitez les robes et jupes qui tombent en dessous du genou ou à mi-mollet. Ce sont les moins flatteuses. La longueur idéale est soit mi-cuisse, soit tout à fait longue (qui touche presque le sol).

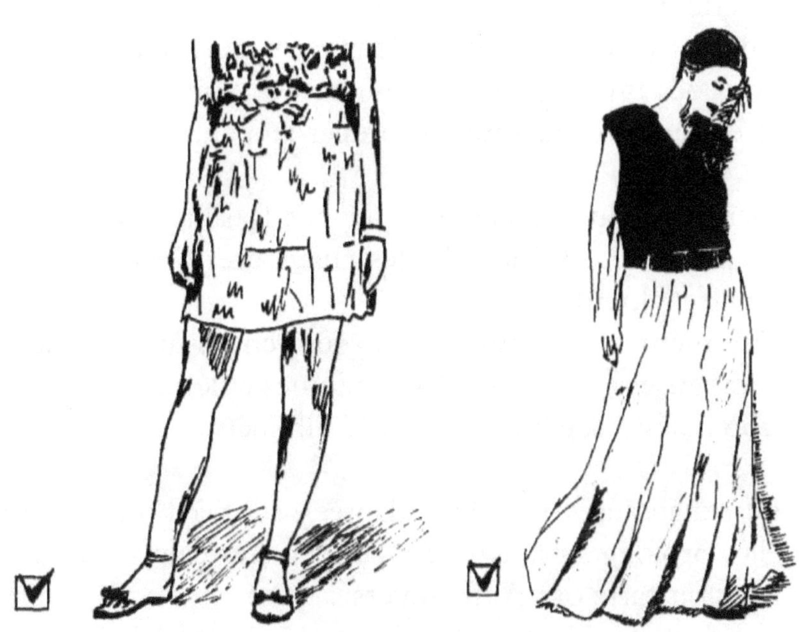

Chaussures

Pour éviter les cassures et allonger les jambes, accordez la couleur de vos chaussures à celle de votre pantalon.

En hiver, accordez la couleur de vos collants ou bas à vos jupes et robes.

Etant donné que les collants noirs ont tendance à tasser la silhouette, optez si c'est possible pour des collants avec un peu de transparence.

En été, les chaussures couleur peau portés avec des jupes ou robes prolongent et allongent les jambes (c'est le même effet que les chaussures accordées au pantalon).

Bien entendu, les talons allongent la silhouette et galbent les jambes. Cela étant dit, les chaussures à talons épais ont un effet alourdissant.

De même, si vous aimez les chaussures à semelles compensées, choisissez les féminines et légères. Si elles sont trop massives, elles tasseront la silhouette.

Les chaussures les plus adaptées sont à bout pointu car elles prolongent la ligne les jambes. Les chaussures à bouts rond ou carré ont l'effet inverse.

Les bottines à mi- mollet sont déconseillées, car elles cassent la jambe en deux.

Enfin, les chaussures à lanières horizontales (ex : sandales gladiateurs) sont à éviter, car elles coupent visuellement la jambe.

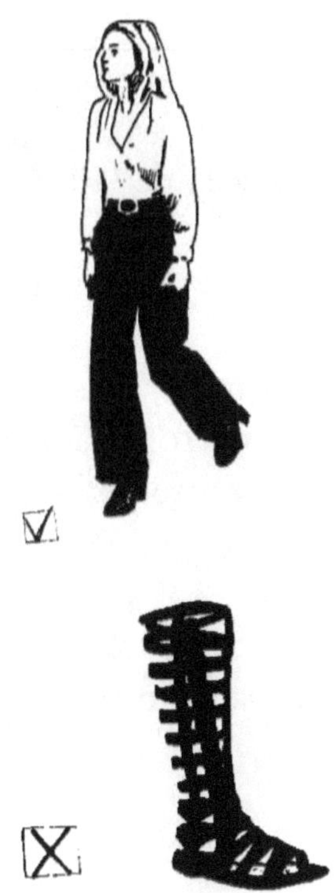

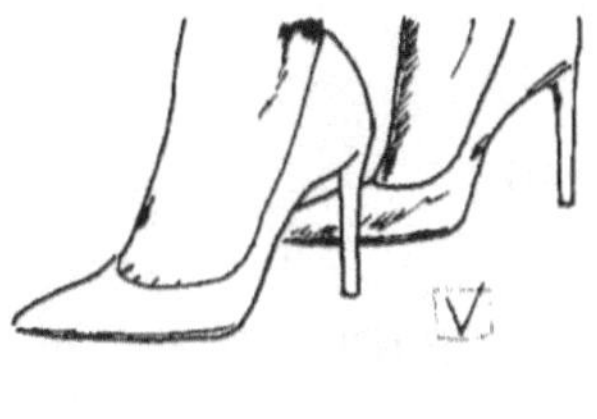

Accessoires

Si vous devez porter une ceinture, choisissez-là de la même couleur que votre tenue. Devinez pourquoi ? Exactement, éviter les lignes horizontales, éviter de casser la silhouette…

Lorsque vous choisissez des accessoires, comme un sac ou un bijou, veilliez toujours à ce qu'il soit bien proportionnel à votre taille, pour qu'il ne vous fasse pas paraître petite par comparaison.

Optez pour des sacs proportionnels à votre stature. Les sacs très grands vous font paraître petite par comparaison et risquent de « manger » votre silhouette.

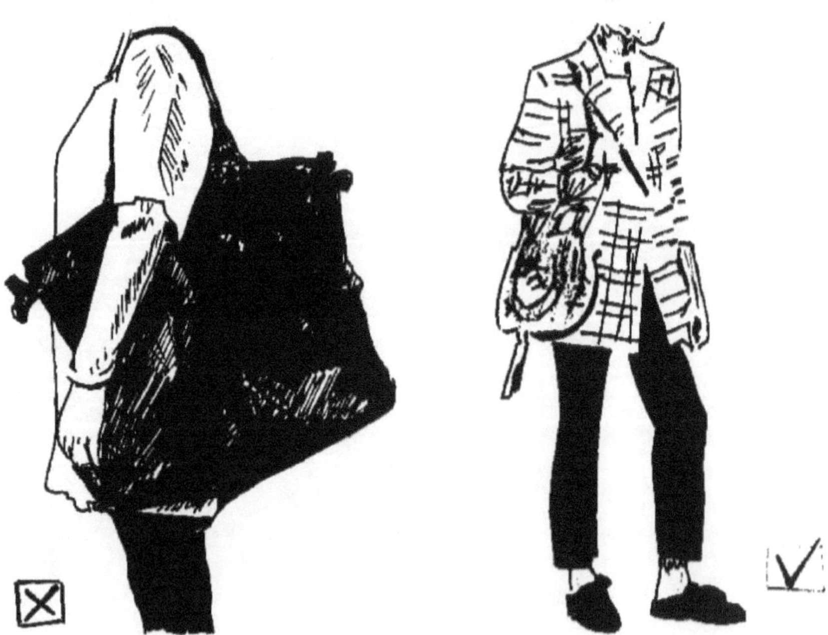

Les boucles d'oreilles très grandes peuvent noyer votre cadre. Si vous portez des boucles d'oreilles très d'ornementées, équilibrez le reste avec une tenue plus sobre.

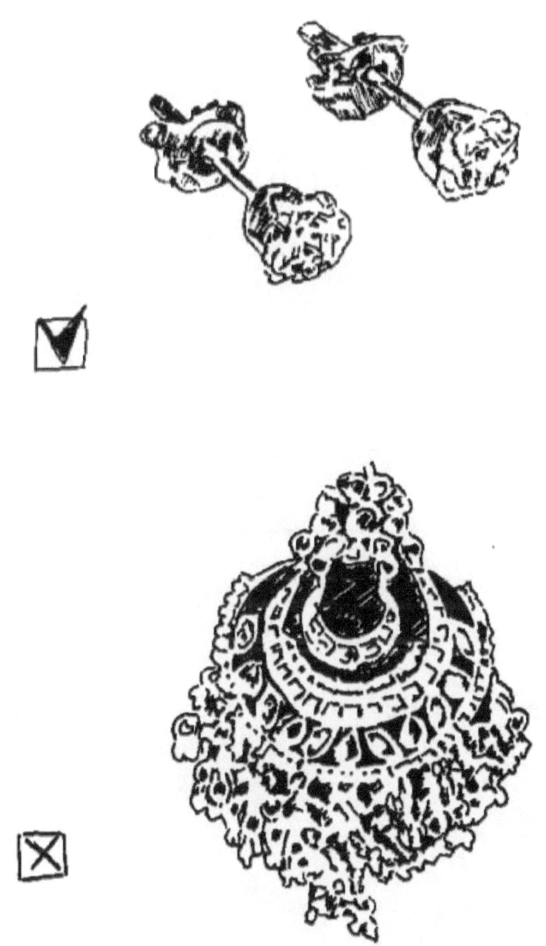

5 EN IMAGE : SUIVEZ L'EXEMPLE DES STARS

Dans ce chapitre, j'ai pris l'exemple de 3 célébrités que j'aime, pour observer les tenues qu'elles portent, certaines flatteuses et d'autres moins. Le but est de voir avec des exemples concrets ce qui fonctionne bien et ce qui fonctionne moins bien.

Les sœurs Olsen

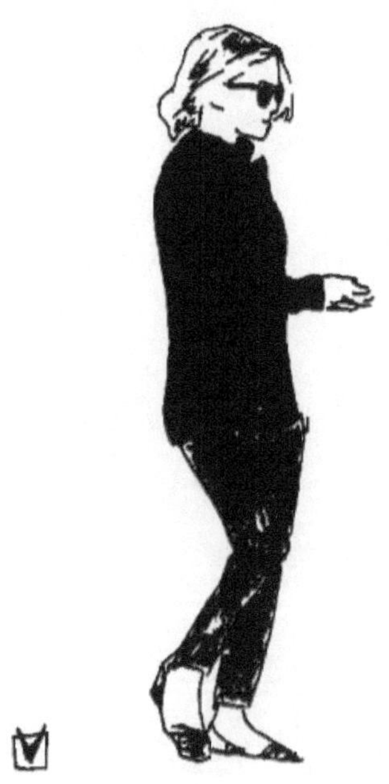

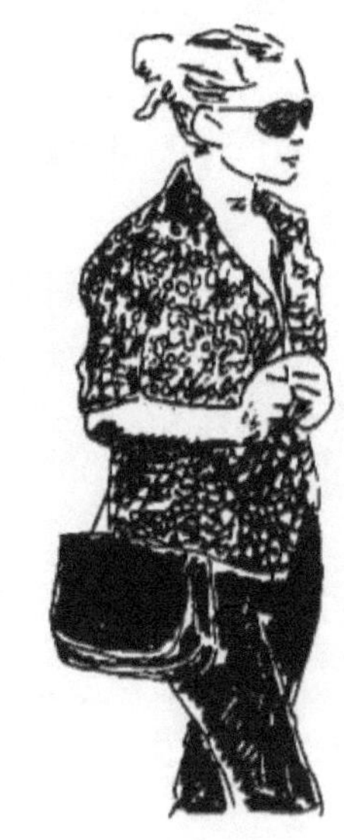

Look monochrome   Sac à main bien proportionné

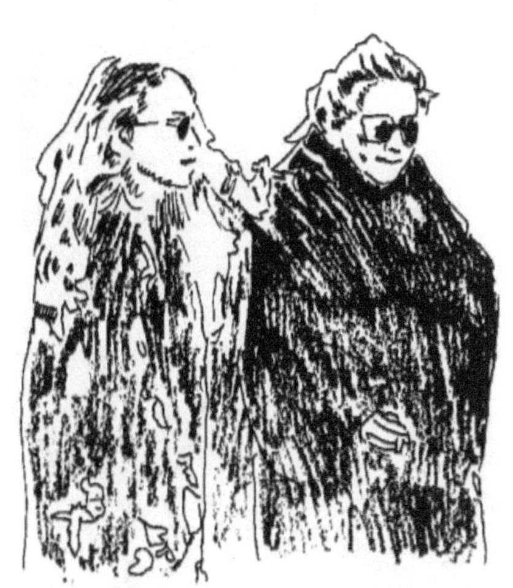

La veste trop grande et trop épaisse

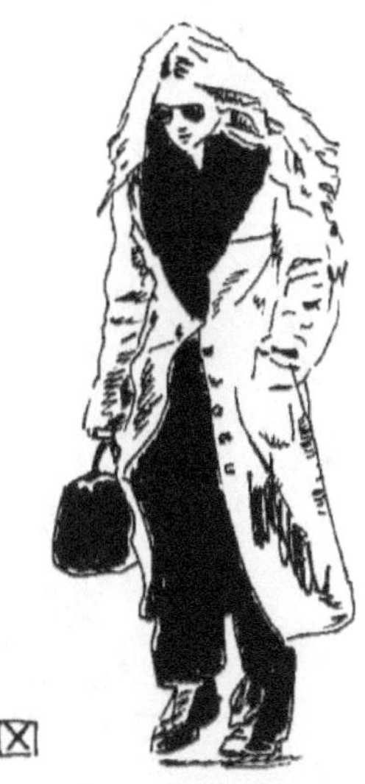

La veste et le pantalon trop baggy

Reese Witherspoon

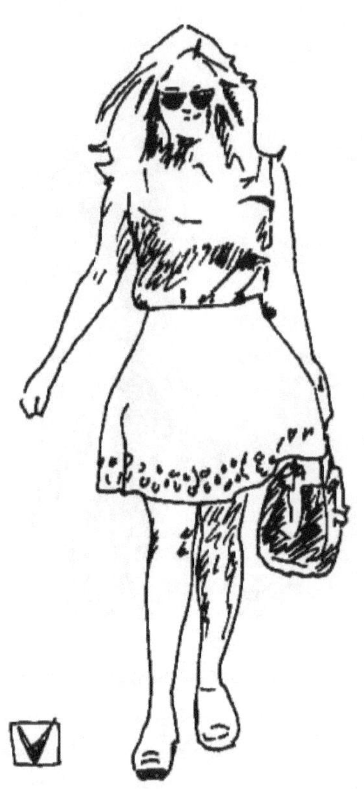

Taille haute et bien définie

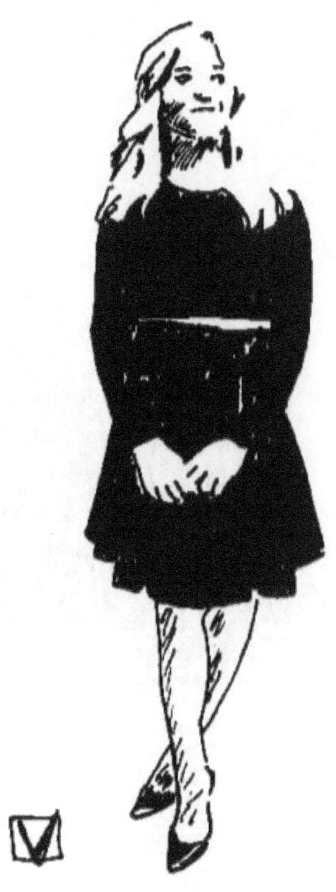

Chaussures pointues

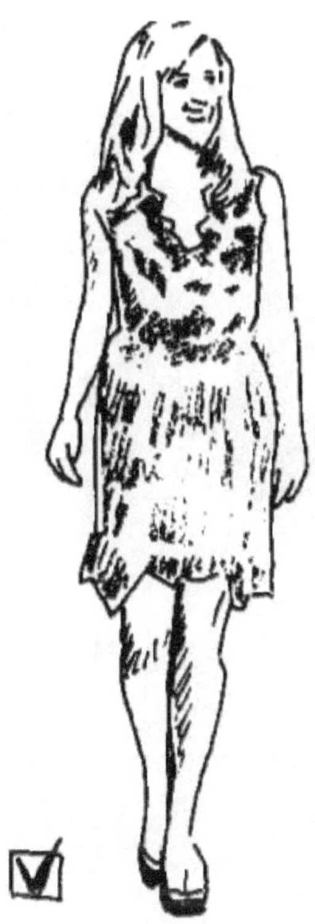

Col V profond + longueur au-dessus du genou

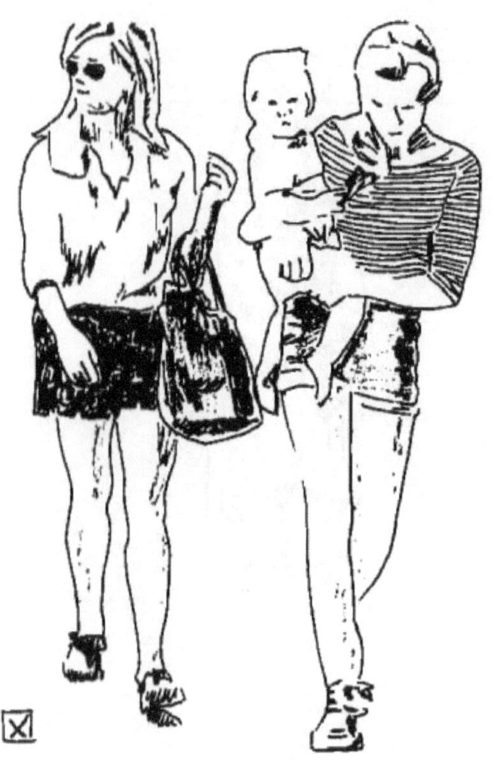

Sac grand + chemise large + short taille
basse + chaussures plates

Ellen Page

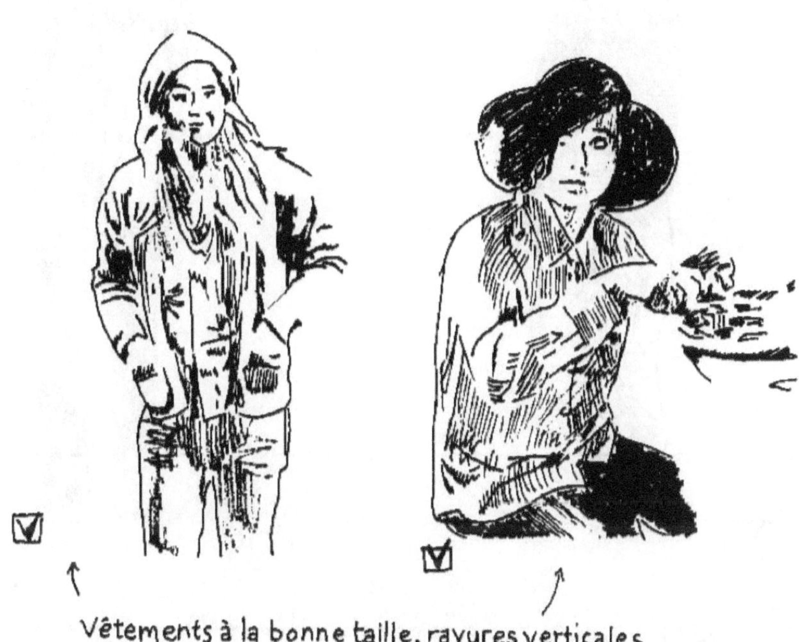

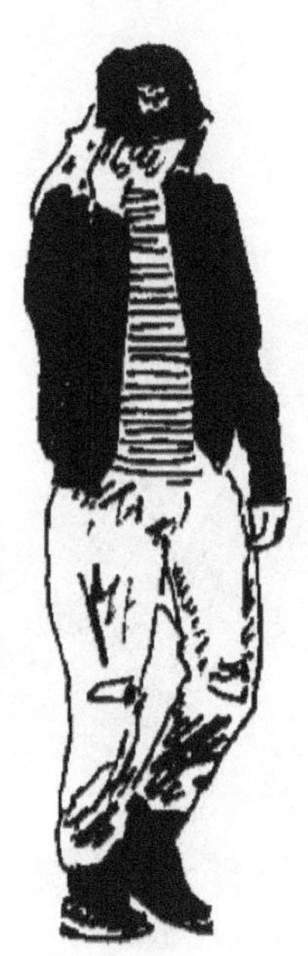 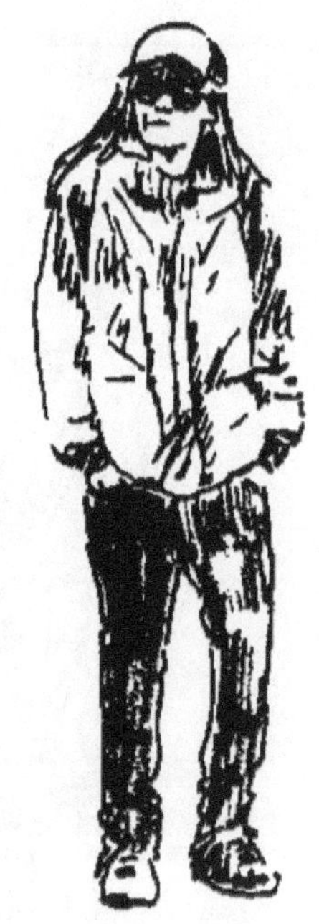

Vêtements trop larges, silhouette coupée en deux

6 SPECIAL HIVER

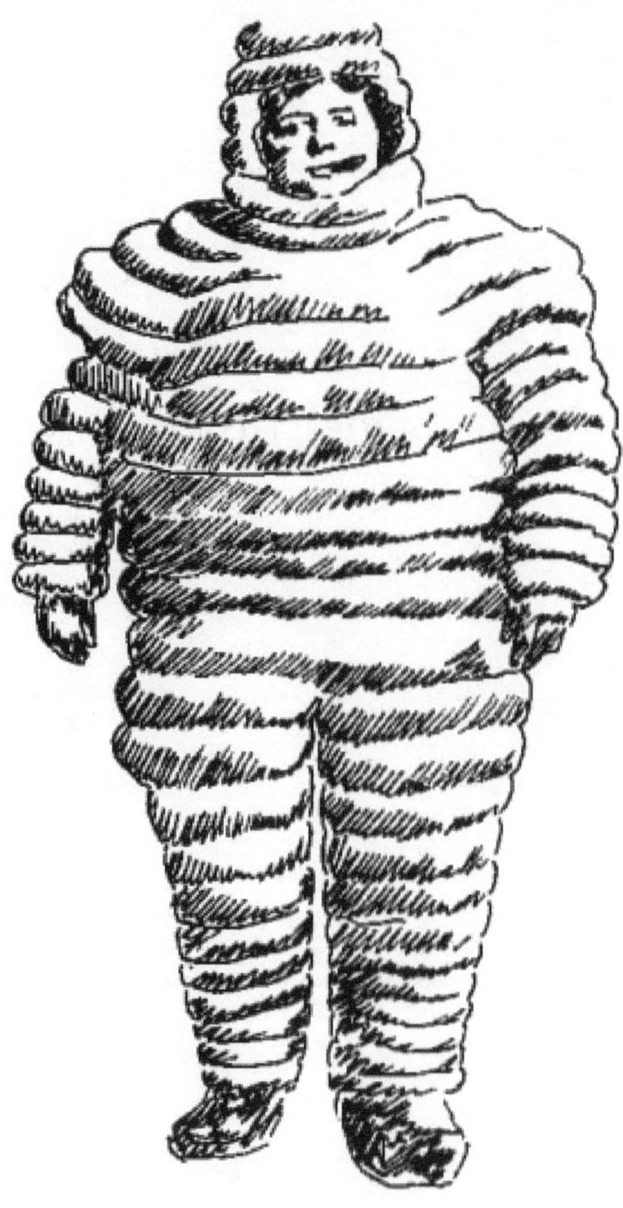

En hiver on doit couvrir son corps davantage, et donc le risque de vêtements trop grands pour soi et mal proportionnés est plus important. Bref, on a vite l'air de Bibendum. Comment éviter cela ? Quelques conseils.

Conseils généraux :

- Evitez les vêtements larges et épais, surtout si vous êtes un peu ronde.
- A l'inverse, optez pour les matières à la fois fines et chaudes.
- Evitez la superposition de beaucoup de couches (gros risque de bonhomme Michelin à la clé).
- Ne négligez pas l'option vêtements thermique, surtout au cœur de l'hiver. Cela permet de ne pas alourdir la silhouette et de porter vos habits pas chauds avec les vêtements thermiques en dessous (donc économies d'argent).

Manteaux d'hiver:

- Une pièce souvent problématique pour les petites

- Un vêtement que vous porterez très souvent, donc il vaut la peine de le faire retoucher pour qu'il soit tip top, qu'il tombe pile poil sur vous.

- Avant d'acheter un manteau un peu long, regardez si l'ourlet du bas peut être retouché. Si le manteau ferme avec une tirette descendant jusqu'en bas, cela va être difficile.

- Si vous voyez que les épaules sont trop larges, la taille est trop basse, les manches sont trop longues, bref que rien de va, laissez tombez. C'est trop de travail pour l'amener chez le couturier. Dans ce cas là il vaut mieux acheter un manteau spéciale petites (voir chapitre la magie des vêtements spéciales Petites).

7 LES TYPES DE MORPHOLOGIE : QUEL TYPE ÊTES-VOUS

Connaissez-vous les types de morphologies dites triangle, triangle inversé, sablier, rectangle et pomme ?

Dans ce chapitre, je vous invite à vous mesurer et à identifiez votre type de morphologie.

Cela va vous permettre de :

1. Avoir vos mesures sous la main à chaque fois que vous commandez en ligne, et de les comparer au guide des tailles d'une marque.

2. Comprendre où vous vous situez par rapport aux tailles standards (36, 38, 40, …) en ce qui concerne votre poitrine, votre taille et vos hanches.

3. Connaître votre morphologie (triangle, rectangle, etc.) et les vêtements qui vont avec celle-ci

Ça vaut la peine de faire le même exercice pour le soutien-gorge, si vous ne l'avez jamais fait ou que votre morphologie a changé entre temps, car votre taille n'est pas forcément celle que vous pensez.

Comment vous mesurer ?

Vous aurez besoin d'un mètre couturier, d'un miroir, et de quoi noter. Ensuite, conservez vos mesures précieusement, pour vous y référer à chaque fois que vous commandez en ligne.

Déshabillez-vous et mettez vous devant un miroir.
En commençant par **la poitrine**, mesurez le point le plus *large*, en vous assurant que le mètre couturier est bien horizontal.

Ensuite, mesurez **la taille**, c'est-à-dire le point le plus *étroit* du buste. Le plus souvent, il ne se trouve pas au niveau du nombril, mais un peu au dessus, soit juste en dessous des côtes.

Enfin, mesurez **le bassin**. Le point le plus large n'est pas là où vous sentez les os de chaque côté, mais un peu plus bas (pour la plupart des femmes, au niveau de l'entrejambe).

A présent que vous avez vos mesures, nous allons les comparer aux tailles des marques de vêtements. Ensuite, nous identifierons votre type de morphologie.

1. Déterminez vos mesures :

Nous utiliserons le guide des tailles de La Redoute (en cm) comme référence :

Tour de poitrine	Tour de taille	Tour de bassin	Taille à commander		
70-74	52-56	78-82	30		XS
74-78	56-60	82-86	32	0	
78-82	60-64	86-90	34	0	S
82-86	64-68	90-94	36	1	
86-90	68-72	94-98	38	1	M
90-94	72-76	98-102	40	2	
94-98	76-80	102-106	42	2	L
98-102	80-84	106-110	44	3	
102-106	84-88	110-114	46	3	XL
106-110	88-92	114-118	48	4	

Où vous situez-vous par rapport à ce guide des tailles ?
Est-ce que votre tour de poitrine, votre tour de taille et de bassin correspondent à la même taille ? Si oui, ça sera plus facile de trouver des pièces bien adaptées à votre gabarit.

Sachez cependant que, d'une marque à l'autre, les tailles utilisées comme référence varient, et parfois même au sein d'une même marque.
C'est pour ça qu'il est important, avant d'acheter un vêtement, de l'essayer ou, pour le commerce en ligne, de consulter guide des tailles de la marque.

2. Identifiez votre morphologie :

A présent, nous allons identifier votre type de morphologie. Ici nous avons sélectionné une morphologie en 5 types, la plus courante.
Vous allez voir que pour chaque type, certaines tenues sont conseillées et d'autres pas.

Les types de morphologies

Triangle   Triangle inversé   Rectangle   Pomme
Sablier

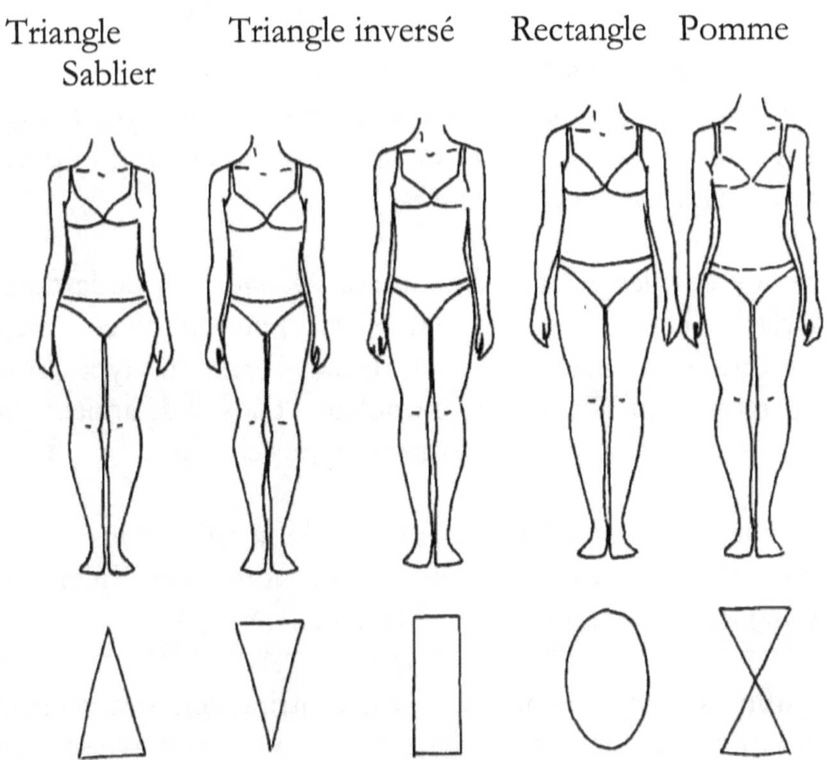

Si votre taille est la partie la plus large de votre corps, votre morphologie est dite **triangle** (aussi appellé **poire**). C'est le type le plus fréquent.

Si la partie la plus large de votre corps est votre poitrine, et que vous avez de larges épaules, vous avez le type **triangle inversé**. C'est un type assez sportif avec de larges épaules et un taille assez étroite.

Si vos épaules et votre bassin sont à peu près de la même largeur et que votre taille est peu marquée, votre morphologie est dite **rectangle**. C'est un type assez "garçon" qui était très populaire dans les années 90. Beaucoup de mannequins ont un type rectangle.

Si vous êtes assez large au niveau de la taille, vous avez le type dit **pomme**. Les tenues qui vous vont bien sont typiquement peu marquées à la taille.

Enfin, si vos hanches et votre poitrine ont des mesures similaires et que votre taille est marquée, vous avez le type **sablier**. C'est le type qui est considéré comme idéal.

Ci-dessous, les tenues conseillées et déconseillées pour chaque type.

Triangle

Caractéristiques :

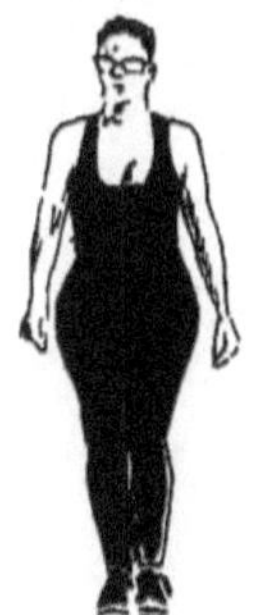

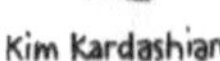
Kim Kardashian

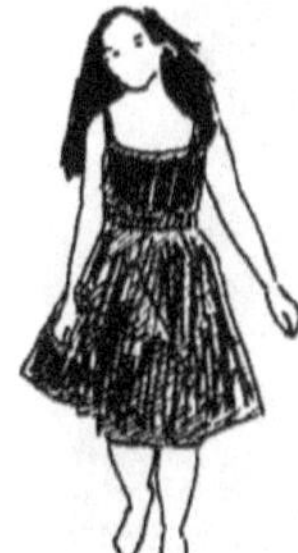
Kristen Davis

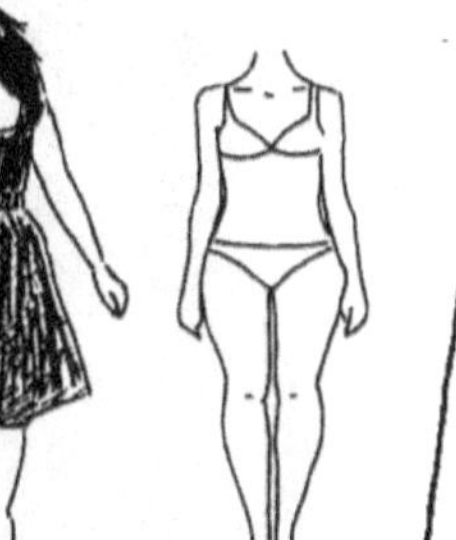

Conseils :

- Mettez en avant le haut de votre corps avec des hauts de couleur plus claires et des imprimés, et en retrait la partie basse de votre corps avec des bas de couleurs plus sombre.
- Portez des robes dont la taille est cintrée et le bas évasé ainsi que des jupes en A
- Attirez l'attention sur la partie supérieure de votre corps avec des hauts et des robes sans manches.
- Le trench coat ceinturé qui tombe jusqu'aux genoux est fait pour vous

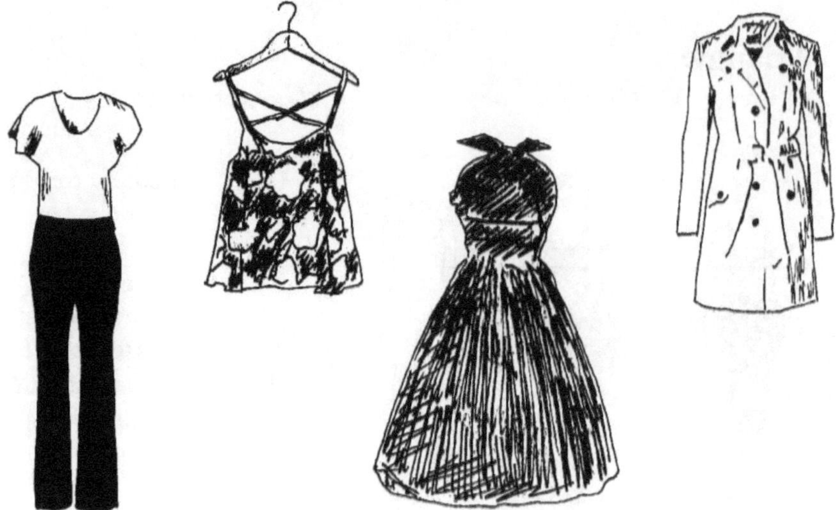

Triangle inversé

Caractéristiques :

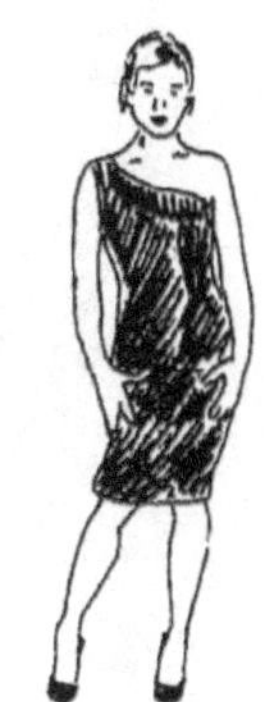
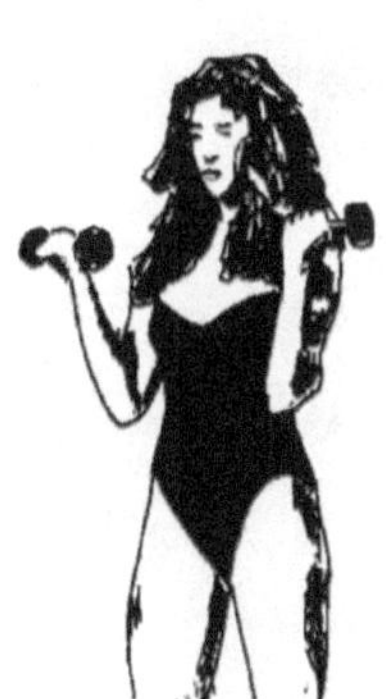
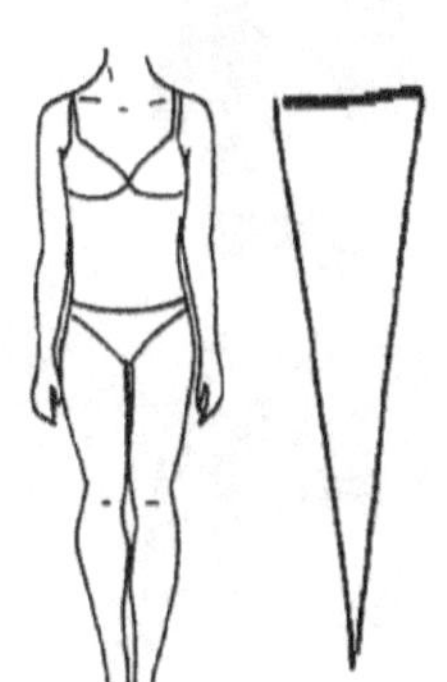

Buste large et hanches proportionnellement étroites

Fesses souvent assez plates

Tailles, hanches et cuisses assez minces

Jambes souvent galbées

Renee Zellweger

Cindy Crawford

Conseils :

- Portez des cols V et des décolletés pour accentuer la ligne verticale et équilibrer le haut de votre corps.
- Les jupes à volants ajoutent du volume au bas du corps et attirent le regard sur cette partie du corps.
- Les meilleures robes pour équilibrer vos épaules sont les robes en A.
- Mettez en valeur vos jambes athlétiques avec des jeans moulants
- Pour raccourcir vos épaules, portez vos vestes et vos manteaux ouverts

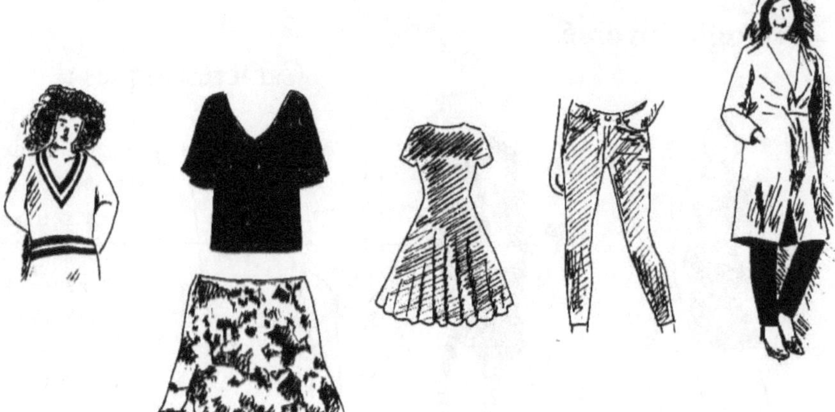

Rectangle

Caractéristiques :

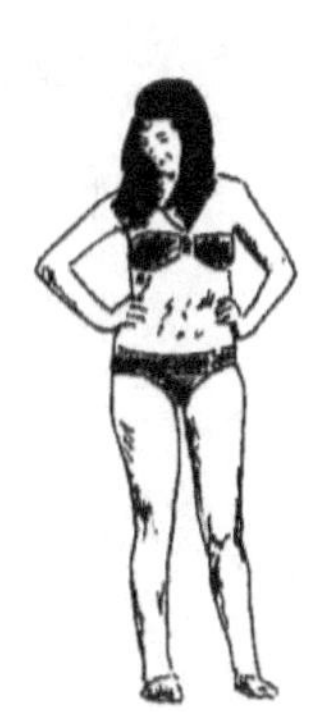

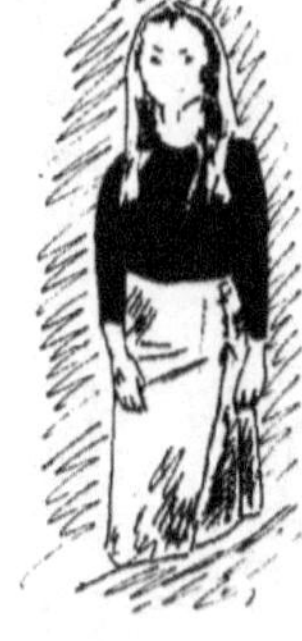

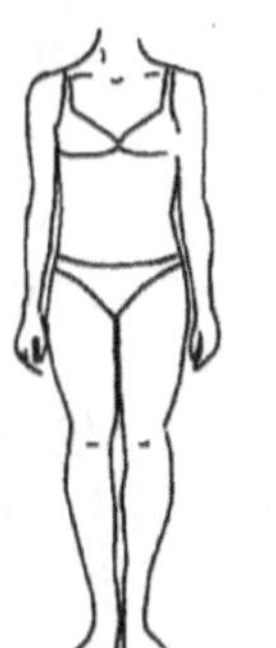

Anne Hathaway

Gwyneth Paltrow

Conseils :

- Pour féminiser votre silhouette, portez des jupes plissées ou à volants qui ajoutent des courbes et du volume au bas de votre corps
- Pour mettre en avant votre silhouette droite, portez des robes de type années 20, qui vous iront comme un gant
- Définissez la taille grâce à des hauts qui ceinturent cette partie de votre corps
- Les coupes ¾ fonctionnent très bien sur vous en montrant une partie de vos bras ou de vos jambes
- Les jupes en A et à volants ajoutent des courbes sur la partie basse du corps.
- Les jeans mettent en avant vos belles jambes
- Les vestes de tailleur courtes donnent l'illusion d'une taille plus marquée et allongent vos jambes
- Les fioritures et ornements de grandes tailles sont par contre à proscrire, car elles noient votre profil

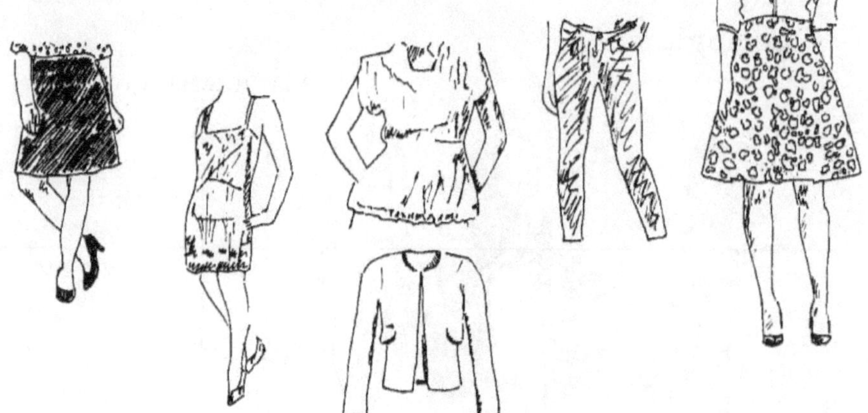

Pomme

Caractéristiques :

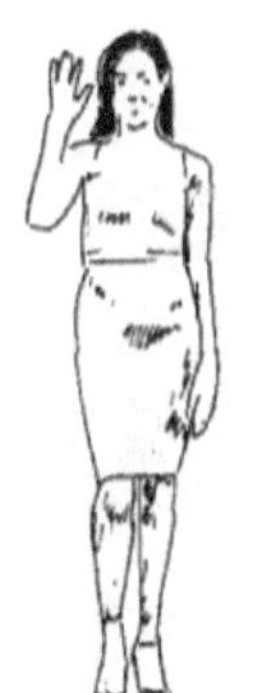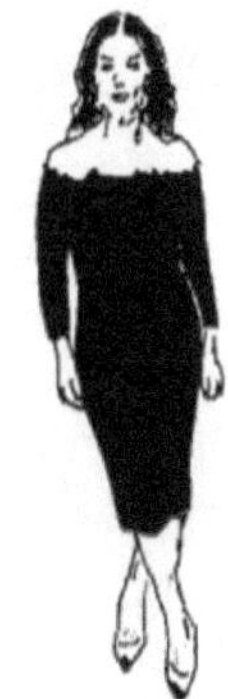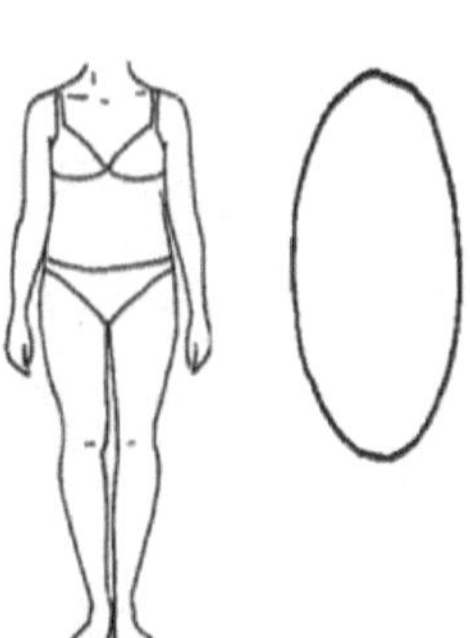

Buste large
Epaules larges
Hanches étroites
Taille peu définie

Angelina Jolie   Catherine Zeta-Jones

Conseils :

- L'objectif pour votre silhouette est de créer l'illusion d'une taille et d'éviter que l'attention ne se centre sur le milieu du corps.
- Les hauts péplums permettent de cacher votre buste, de relever votre ligne de taille et d'allonger vos jambes.
- Les blazers structurés et les jupes crayons sont idéales car elles créent des lignes verticales qui compensent la forme ronde de votre morphologie.
- Les pantalons et les jeans à taille haute créent une belle silhouette.
- Les robes empire camouflent votre ventre et mettent en avant votre buste.
- Portez des robes qui définissent votre taille plus haute que votre taille naturelle.
- Un cardigan effet cascade rapetisse votre buste et attire l'œil vers le bas, ce qui crée un effet allongeant.
- Optez pour un blazer à large revers, à V profond, tombant en dessous de vos hanches, et bien ajusté à

vos mesures.

- Choisissez des robes et des jupes de couleurs neutres et qui s'arrêtent au-dessus des genoux

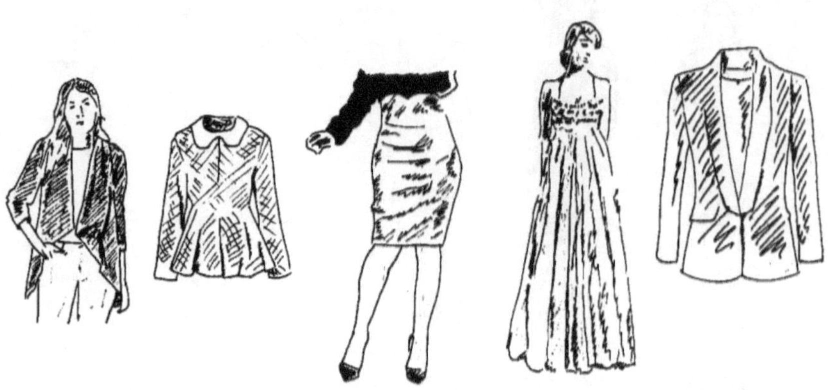

Sablier

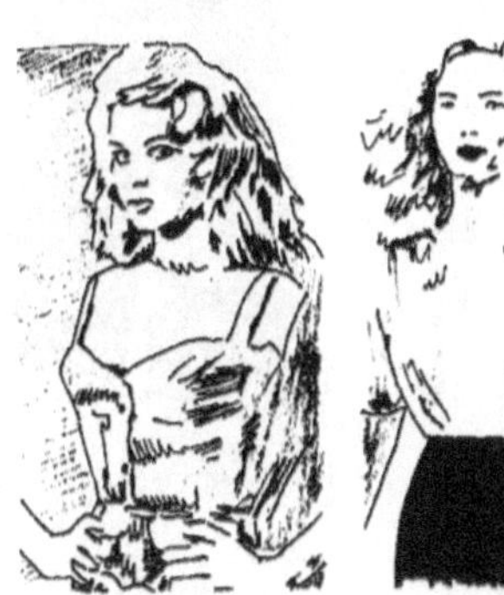

Caractéristiques :

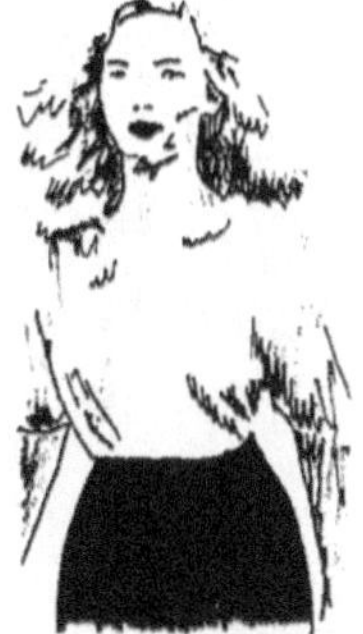
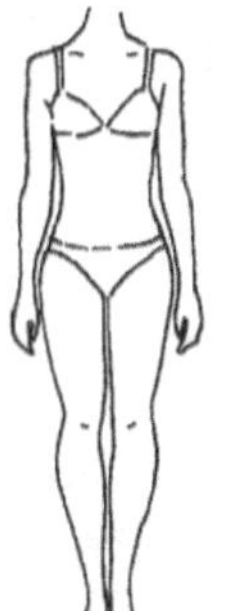
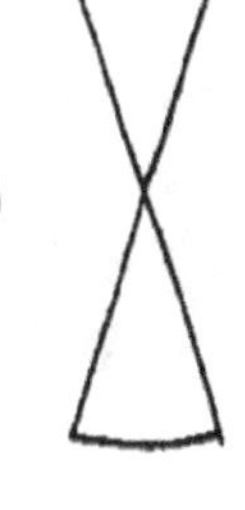

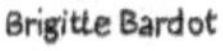

Brigitte Bardot   Scarlett Johansson

Conseils :

- Mettez en avant vos courbes avantageuses avec des robes qui soulignent votre taille, vos hanches et votre poitrine.
- Les cols en V et décolletés flattent votre silhouette
- Des tissus légers qui longent vos courbes mettent en évidence votre corps
- Optez pour un blazer droit noir, qui ira avec la majorité de votre garde robe
- Optez pour les jupes droites, des pantalons ¾ et des pantalons de coupes amples dans des couleurs neutres

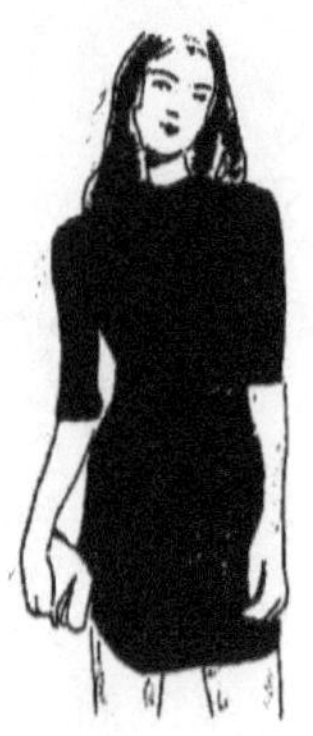 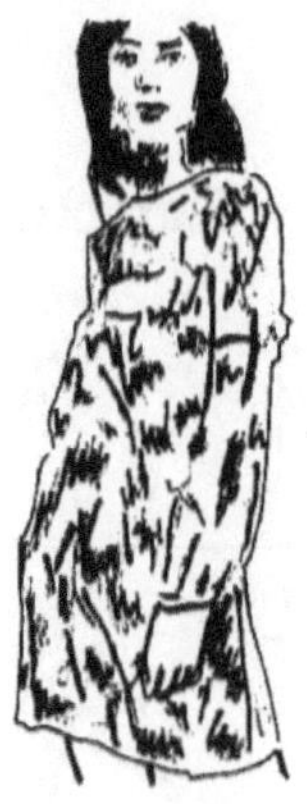 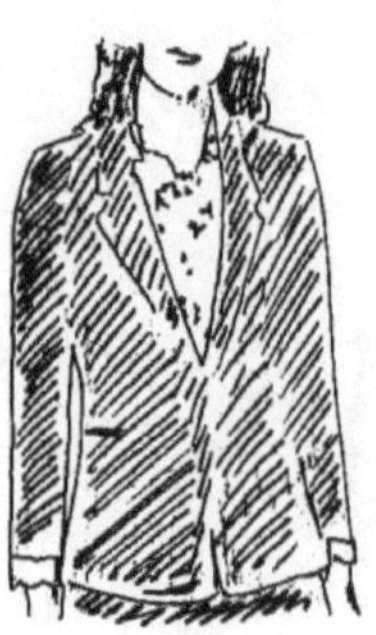 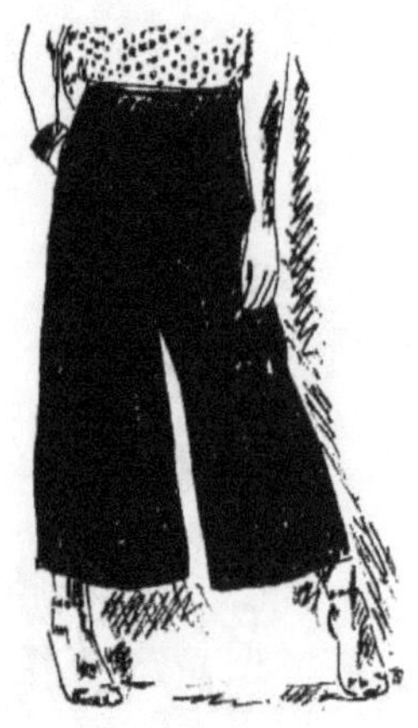

8 LA MAGIE DES VÊTEMENTS SPÉCIALES PETITES

L es vêtements spéciales Petites, ce sont des vêtements qui sont conçus pour les femmes qui mesurent moins d'1m60 ou 1m63, selon les marques.

Si vous habitez au Royaume-Uni, vous avez de la chance, car beaucoup de boutiques ayant pignon sur rue ont un rayon Petites.

Mais en France ou en Belgique, c'est très rare, et l'offre se concentre surtout en ligne. Plus loin, vous trouverez une sélection de sites proposant des habits spéciales Petites.

Pourquoi est-ce une bonne solution ?

Car la longueur, les manches, les épaules, le positionnement de la taille, tout est taillé plus petit.

Les meilleurs vêtements Petite sont même conçus pour flatter ce physique particulier.

Cela dit, les séries Petite peuvent décevoir, pour deux raisons principalement.

Tout d'abord, la différence avec leur équivalent Regular est souvent peu importante. Par exemple, j'ai acheté un imper Michael Kors en Petite Small (PS), qui est plus petit que son équivalent Regular de 5 cm seulement, pour une longueur totale de 79 cm (en PS). C'est une différence appréciable mais qui n'est pas si énorme que cela.

Ensuite, la plupart de l'offre se trouvant sur internet, il arrive d'être déçue.

Dans le chapitre suivant vous trouverez des conseils pour les achats en ligne. Ils vous permettront d'éviter des erreurs, mais même en les appliquant, attendez-vous à devoir retourner des commandes.

Ci-dessous, notre sélection de bonne adresses de boutiques en ligne qui proposent des articles Petites.

Avant de faire chauffer votre carte de crédit, n'oubliez pas de jeter un œil aux conseils de shopping en ligne. Votre compte en banque vous dira merci ;-)

Sélection de boutiques en ligne

ASOS

https://www.asos.com/women/petite

€-€€

ASOS est l'accronyme de As Seen On Screen (tel que vu à l'écran en français). Site généraliste basé au Royaume-Uni. Bon marché. Bonne boutique spéciale petite qui comprends

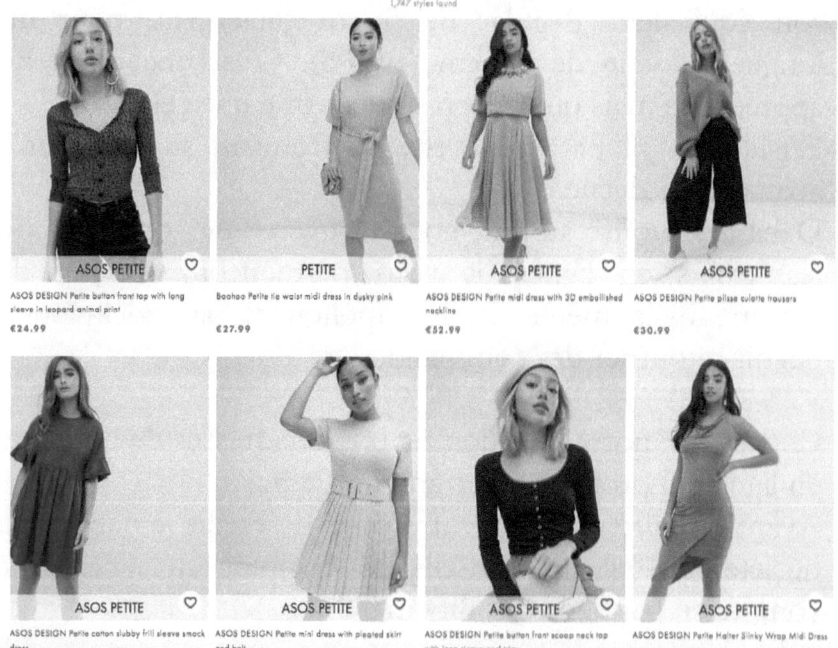

différentes marques dont la marque ASOS elle-même. Livraison internationale.

ZALANDO

Zalando.fr/petite-taille

€-€€

Site généraliste. Une boutique spéciale petite bien fournie. Grand nombre de marques présentes.

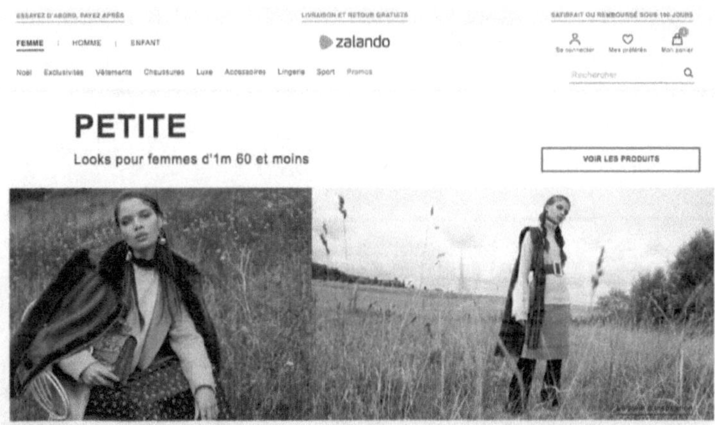

NORDSTROM
MACY

Shop.nordstrom.com/c/womens-petite-shop
Macys.com/shop/petite-clothing?id=18579

€€

Macy et Nordstrom sont des grands magasins basés aux Etats-Unis, similaires aux Galeries Lafayettes en France ou à l'Inno en Belgique. Chacun a une belle boutique Petite. La livraison internationale est présente, mais attention les délais de livraison sont importants lorsque vous commandez de l'Europe.

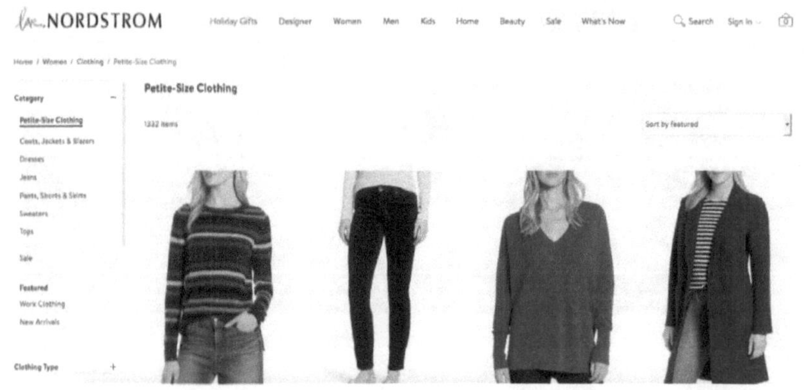

GAP

Gap

€-€€

Le groupe Gap comprend les marques Old Navy, Gap et Banana Republic (de bon marché à moyen/haut de gamme, respectivement). Chaque marque à une boutique Petite.

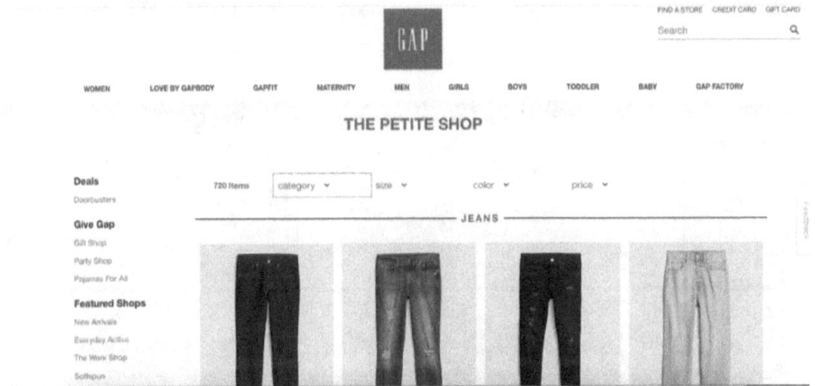

PRECIS

Precis.co.uk/

€€

Marque basée au Royaume Uni avec une ligne spéciale Petite.

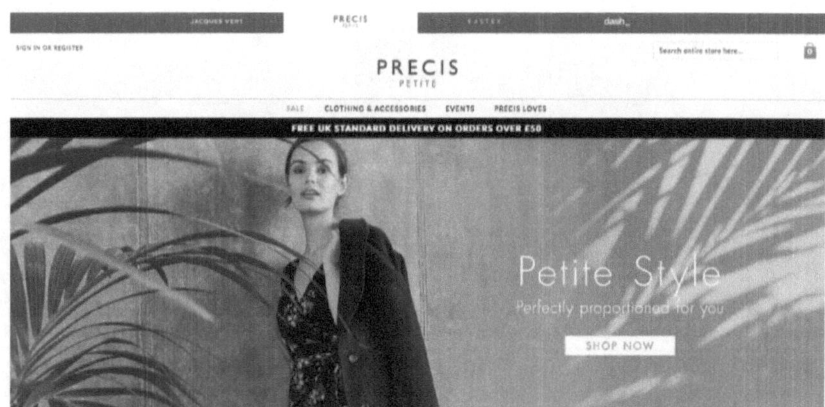

JCREW

JCrew.com

€€

Marque moderne, avec un bon choix de work wear.

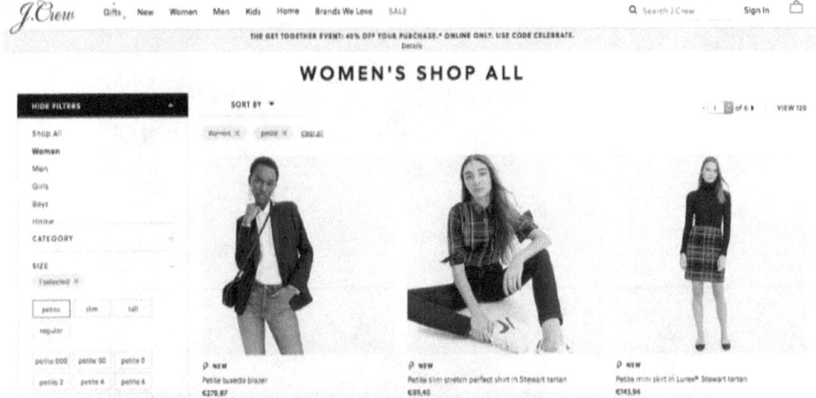

ANN TAYLOR

AnnTaylor.com

€€

Marque britannique qui propose des pièces assez formelles et classiques, idéale pour le workwear également.

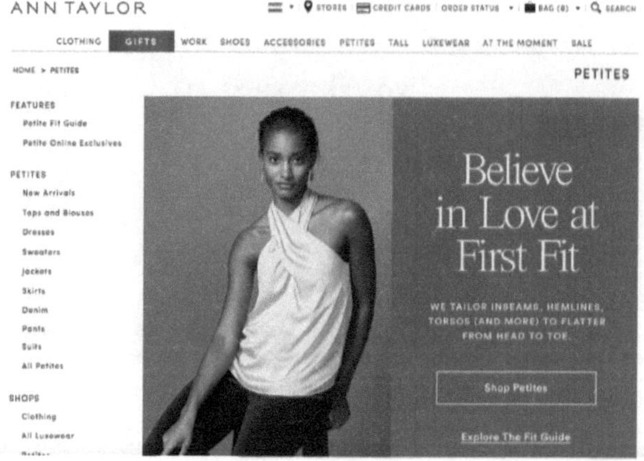

NEW LOOK

New Look.com

€

Marque anglaise bon marché qui cible un public jeune. Un bon choix spéciale petites, y compris sur son site propre.

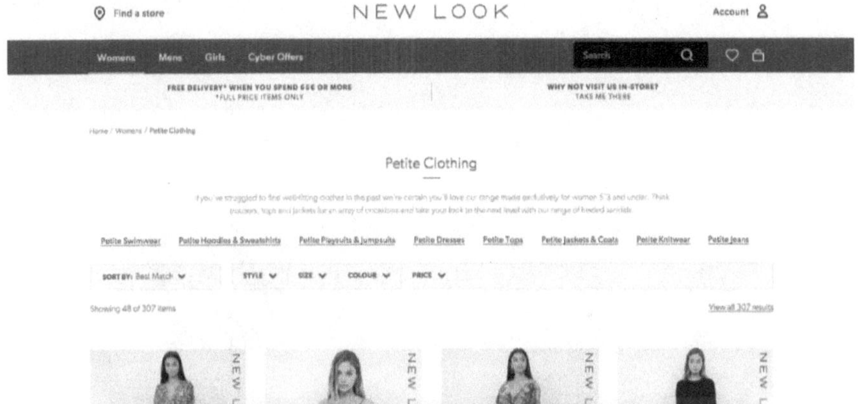

LOFT

Loft.com

€€

Prix moyens et style décontracté. Basé aux Etats-Unis. Livraison internationale.

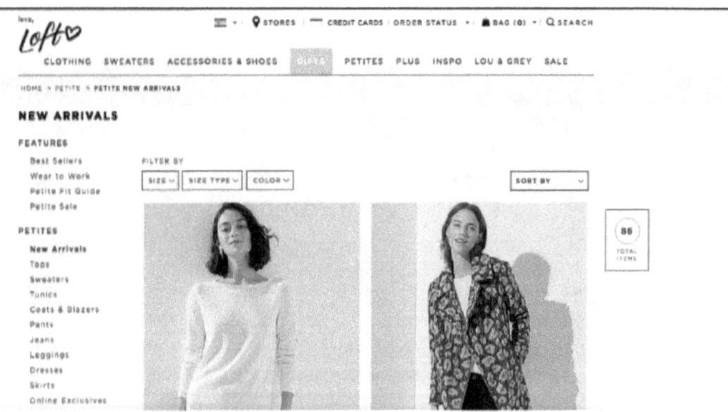

PRETTY SMALL SHOES

Pretty-small-shoes.com

€-€€

Pour les chaussures. Tailles 32 à 35. Basé au Royaume-Uni.
Livraison internationale.

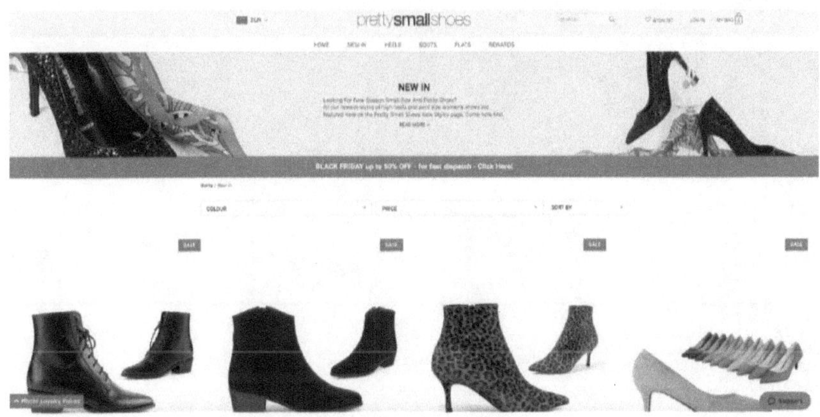

9 CONSEILS POUR LE SHOPPING EN LIGNE

Etapes préliminaires : bilan de la garde robe et tableau d'inspirations

Tout d'abord, je vous conseille de faire régulièrement un bilan de votre garde-robe. Demandez-vous : Qu'est-ce que je porte tout le temps ? Pourquoi ? Est-ce la coupe, la couleur, le style ? Qu'est-ce que je ne porte jamais ? Pourquoi ? Quelles sont les pièces qui me manquent ? Comment devraient-elles être ?

Suivant le principe de Pareto, ou principe de 80-20, nous avons tendance à porter une minorité de vêtements la majeure partie du temps. Cela vaut la peine d'identifier lesquels. C'est ce qui correspond à votre style, votre personnalité et votre style de vie.
De la même manière, un grand nombre d'entre nous avons un « uniforme », c'est à dire une tenue standard que nous portons presque tous les jours. Si vous travaillez dans un environnement formel, il s'agira de votre tenue professionnelle.

Une fois que vous vous êtes posée toutes ces questions, je vous conseille de consulter régulièrement des sites et des blogs de mode, et de sauvegarder les tenues qui vous font de l'œil. Je vous conseille de créer un tableau d'inspiration sur Pinterest et d'épinglez puis de désépingler, suivant l'évolution de vos envies et de vos trouvailles, vos coups de cœurs.
Faire cela vous donnera des indications de vos goût, et va vous empêcher d'acheter des pièces qui sont en magasin et à la mode mais qui, au fond, ne vous correspondent pas vraiment. Cela va vous aider à faire des achats durables et qui fonctionnent vraiment, en somme.

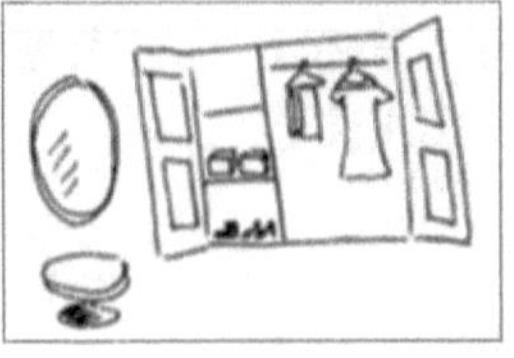

1) Faire un bilan de sa garde-robe

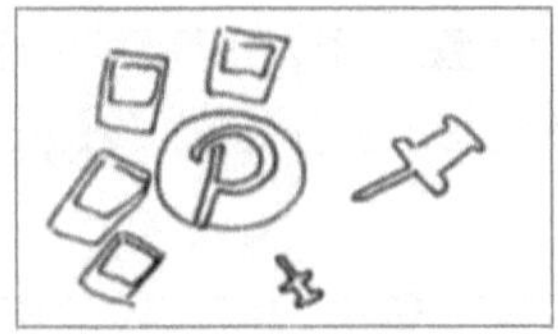

2) Créer des tableaux d'inspiration sur Pinterest

Le guide du shopping en ligne et les cadres de références **KEEP, GLAM et CART.**

Pour ces conseils de shopping en ligne, j'ai développé 3 cadres de références (KEEP, GLAM et CART), donc les acronymes sont un peu tirés par les cheveux, je vous l'accorde, mais qui permettent de se remémorer les choses essentielles à vérifier avant de cliquer sur le bouton j'achète.

C'est un peu comme 3 petites checklists. La checklist KEEP, c'est pour savoir si l'article est un bon achat en général, et un achat durable (d'où le mot KEEP = garder en anglais).

La checklist GLAM (glamour…vous me suivez) c'est pour savoir si la petite que vous êtes va garder tout son glamour en achetant ce vêtement. En gros, c'est la checklist spéciale Petite.

Enfin, la checklist CART (= chariot en anglais), c'est une checklist spéciale achats sur internet, c'est-à-dire qui rassemble tout ce que vous devez vérifier quand vous achetez sur internet.

KEEP : le shopping durable

85

| K pour Quarante | E pour Entretien | E pour Éternel | P pour Patience |

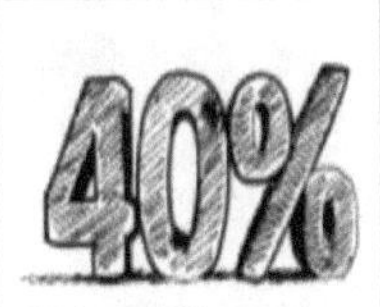 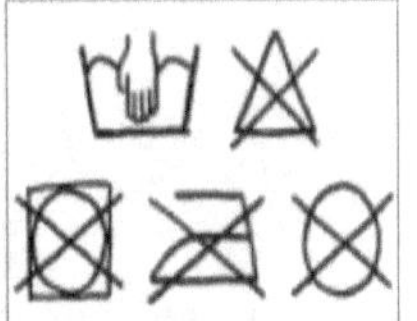 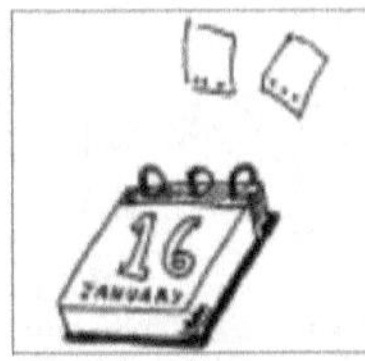 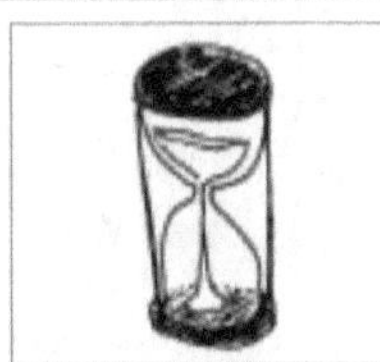

Est-ce que cet article va avec au moins 40% de ma garde-robe?

Sinon, je risque de ne pas le porter car je n'ai rien qui va avec.

Est-ce que la qualité est suffisamment bonne pour que je puisse le laver 10x, 20x, 30x ? Sinon, c'est peut-être bon marché au premier abord, mais au fond, ce n'est pas bon marché.

S'agit-il d'une mode passagère, ou bien vais-je pouvoir encore le porter dans 1 an, 3 ans, voire 10 ans? Important surtout pour les pièces pour lesquelles vous cassez votre tirelire.

Le test des 24 heures: avant de cliquer sur j'achète, j'attends au moins 24 heures. Si après quelques jours j'y pense encore et je considère toujours que ce serait un bon achat, il est plus probable que ce soit le cas.

GLAM: la checklist spéciale Petites

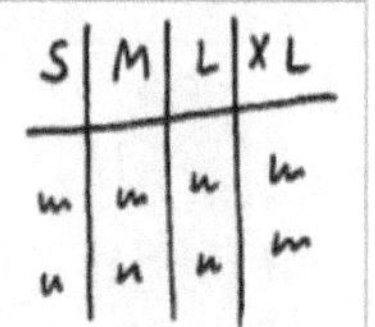

Je compare mes mesures au Guide des Taille de la marque

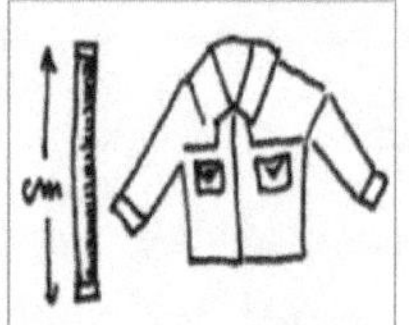

Même s'il s'agit d'une pièce spéciale petite, je vérifie que la longeur me convient

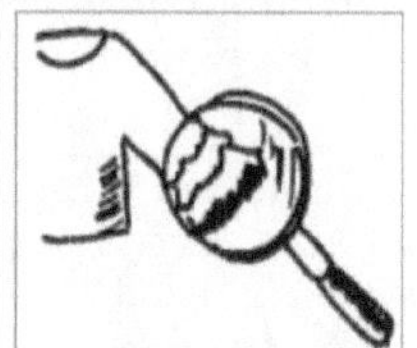

Puis-je raccourcir les manches ou l'ourlet du pantalon sans gâcher la coupe ou le style?

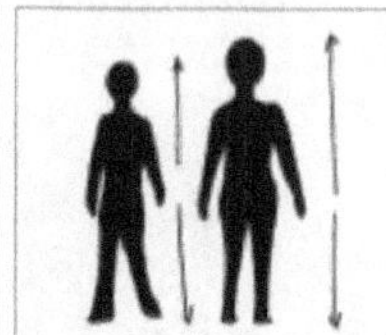

Je regarde combien mesure le mannequin de la photo et à quel endroit le vêtement tombe sur elle. Cela me renseigne sur la façon dont il tombera sur moi

CART: le shopping en ligne

C pour Commentaires des Acheteuses

Je lis les commentaires des acheteuses: est-ce que cela taille trop grand ou trop petit? Est-ce qu'elles sont contentes du vêtement? Est-ce que la qualité est au rendez-vous? Autant d'indices pour savoir si c'est un bon achat.

A pour Animation

Je regarde la vidéo et les photos du vêtement pour me représenter sa coupe, son tomber.

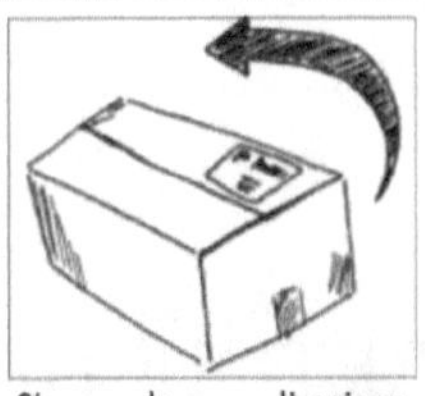

R pour Retours

Si la livraison internationale est généralement possible, la politique de retour n'est pas toujours avantageuse. Je vérifie donc que les retours sont possible et, idéalement, gratuits.

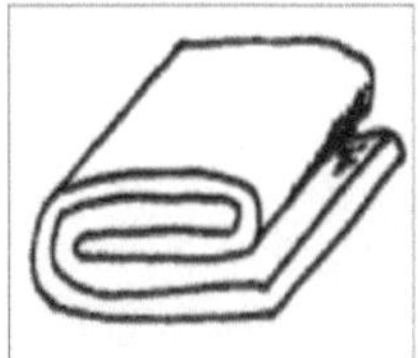

T pour Tissu

Je vérifie la matière: coton, acrylique, laine? Cela me donne une indication de la qualité et durabilité d'un vêtement

10 RETOUCHES ET SUR MESURE

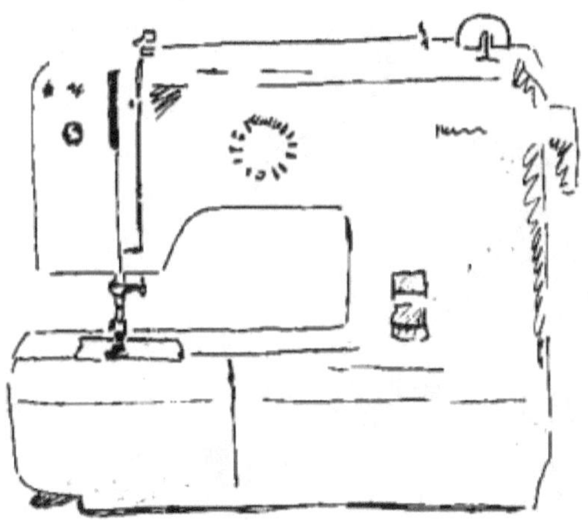

Puisque la plupart des habits sur le marché seront trop grands, et que, comme nous l'avons vu, cela peut gâcher les proportions de notre corps et nous faire paraître plus petite, essayez, autant que possible, de raccourcir les pièces qui sont trop grandes. Manches, ourlets du pantalon, longueur d'un manteau : n'hésitez pas.

Lorsque vous considérez un achat, vérifiez qu'il peut être raccourci : un haut ayant des motifs aux niveau des manches posera problème, de même pour un pantalon évasé ou pattes d'eph' qui perdra sa forme lorsqu'il sera raccourci.

Vous pouvez soit faire les retouches vous-même, soir les faire faire par un couturier. Une idée est d'amener un ensemble de pièces, tout d'une traite, et d'en négocier le prix avec le ou la couturière.

Une autre idée est d'apprendre à faire quelques retouches soi-même. Certaines retouches s'apprennent vite. Si vous êtes motivée et habile de vos mains, vous pouvez apprendre vraiment la couture. Vous créerez exactement ce que vous voudrez, et tout sera toujours pile poil.

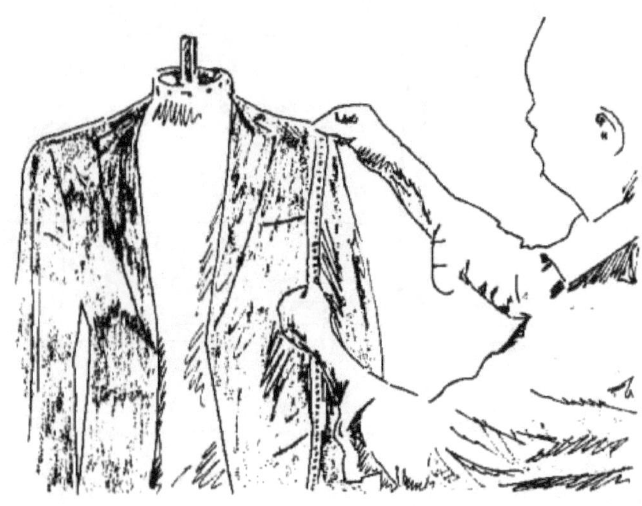

Enfin, bien que coûteux, le sur-mesure est également une option.

Puisque cela représente un certain investissement, n'achetez que si le style vous plaît vraiment.

Veillez aussi à ce que la pièce flatte votre type de morphologie et votre gamme de couleurs, chaude ou froide (voir chapitre suivant « Pour aller plus loin », la vidéo de Justine Leconte à ce sujet).

Optez pour une pièce éternelle, que vous pourrez porter très longtemps.

Généralement, si vous aimez beaucoup un habit et qu'il vous va vraiment bien, ce sera encore le cas dans le futur.

Enfin, on se lasse moins vite d'une pièce assez sobre et pour lequel les éléments qui donnent du caractère sont subtils.

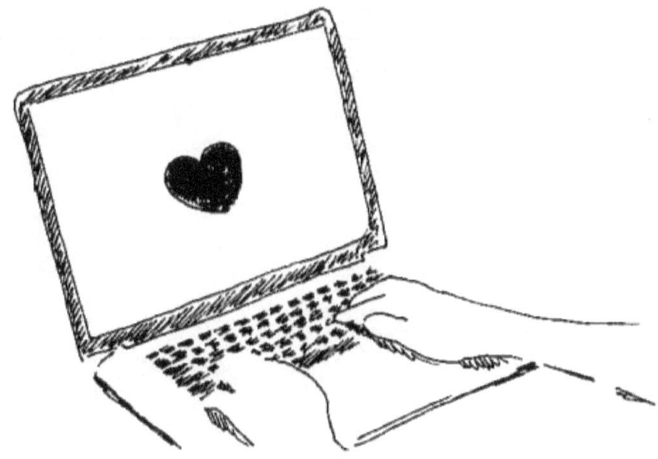

Quelques e-boutiques pour faire faire ses vêtements sur mesure

SUMISSURA
www.sumissura.com
Pour des vêtements classiques et formels. Vestes de tailleur entre 150 et 230€.

ALBANCE
www.albance.com
Un bon choix pour une garde-robe professionnelle. En trois étapes: choisir le modèle, le tissu et le type morphologique

ITAILOR
https://www.itailor.com/collection/women/
Leader mondial du tailleur en ligne

ZOZO
http://www.zozo.com/
Vous recevez gratuitement par la poste une combinaison à enfiler, à l'aide d'une application celle-ci permet de déterminer vos mesures exactes.
Ensuite, vous commandez les vêtements qui correspondent à ces mesures. Le choix de vêtements est malheureusement (encore) assez restreint.

11 POUR ALLER PLUS LOIN

Ci-dessous nous avons compilé une série de ressources (blogs, vlogs, livres) qui concernent soit des conseils de mode spécial Petites, soit des conseils de mode généraux.

<u>Les ressources spécial Petites :</u>

BLOGS
Je vous recommande trois blogs, un en français et deux en anglais. Vous y trouverez des conseils, des idées et de bonnes adresses e-commerce. Les deux sites anglophones vendent des habits également.

Lapetiteallure.com

Blog.petitedressing.com

Bombpetite.com

VLOGS
Certaines youtubeuses de mode ont consacré une ou plusieurs vidéos sur le sujet. En voici une sélection :

Dearly Bethany

How to Look Taller – part 1
https://www.youtube.com/watch?v=5WxLaDDXq_0

How to look taller - part 2
https://www.youtube.com/watch?v=vw0A8_eBhjI&index=36&list=WL

How to Look Taller & Slimmer – Petite Tips for Wearing Winter Clothes
https://www.youtube.com/watch?v=E80TF92BqOI

Daria Andronescu

Petite Body Type: shopping tips and capsule wardrobe example
https://www.youtube.com/watch?v=I_2C9mgw0hs

Daria Andronescu propose également un cours en ligne, pour apprendre à composer sa garde-robe. Etant donné la qualité des vidéos disponibles gratuitement, on peut présumer que c'est un bon cours : https://wonder-wardrobe.com/

Les ressources générales :

VLOG

Justine Leconte

Dans son vlog sur la mode généraliste, Justine aide à trouver son style, comprendre sa morphologie ou composer sa garde-robe capsule. Instructif, respectueux et fun.

En anglais mais il y a une option sous-titres auto-générés (settings/paramètres → sous-titres → auto-générés → français).

A voir notamment :

How to style a "petite" body type
https://www.youtube.com/watch?v=FJmBCF6ZkV8&t=417s

Is your skin warm or cool toned? | Why knowing your undertone matters
https://www.youtube.com/watch?v=hw_ie8PUXGI

LIVRE

The Lucky Shopping Manual

En anglais. Un livre de référence sur l'art de composer sa garde robe. Si certaines suggestions sont un peu datées, les idées de fond restent d'actualité. Complet et plaisant à lire.

12 CONCLUSION

Ci-dessous, et pour conclure, voici, en images, les principaux points des 7 conseils pour flatter le physique des Petites, et les do's et dont's des pièces essentielles. Ceci pour vous aider à imprimer dans la mémoire de manière visuelle les infos clés.

Les 7 conseils

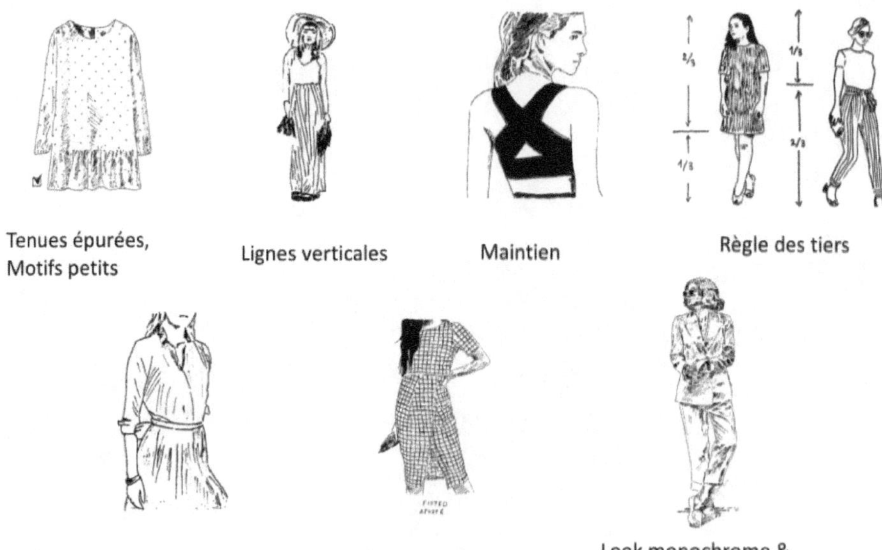

Tenues épurées,
Motifs petits

Lignes verticales

Maintien

Règle des tiers

Rentrer son t-shirt, retrousser
ses manches

Vêtements bien ajustés

Look monochrome &
éviter les cassures

Do's & dont's des pièces essentielles

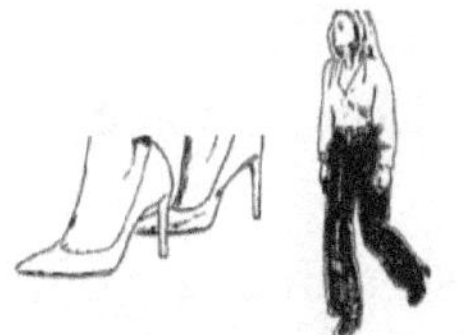

Chaussures assorties au bas

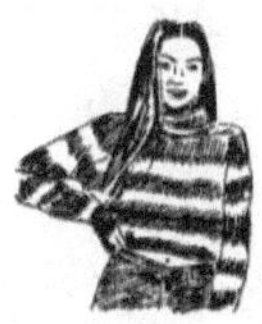

Pull cropped ou mi-cuisses

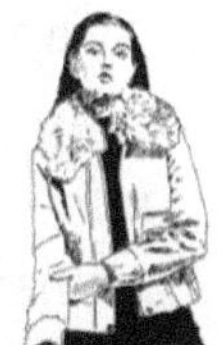

Manteau très court ou mi-cuisses

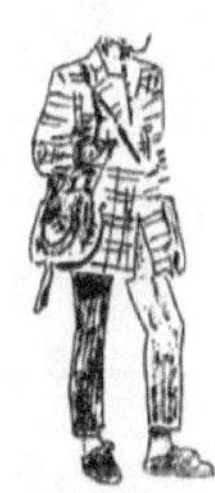

Accessoire bien proportionné

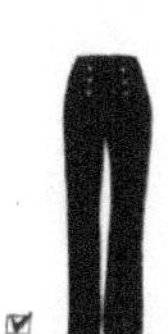

Pantalon à pont ou slim

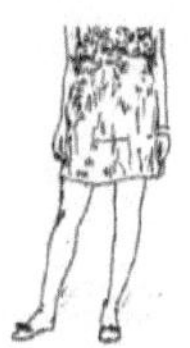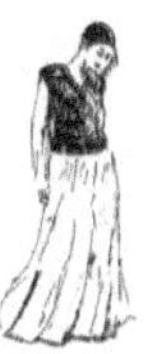

Jupe et robe au dessus du genou ou très longue

J'espère que ces conseils vous ont été utiles.

Je sais que cela peut paraître beaucoup d'effort.

Mais, comme dans la pub, c'est « parce que vous le valez bien ». En effet, dans des vêtements qui vous plaisent, vous vous sentirez bien dans votre peau et aurez davantage confiance en vous.

Vous avez déjà un corps un peu différent des autres, alors cela vaut la peine de vous faire ce cadeau à vous-même.

Enfin, ne laissez jamais personne vous faire pensez que vous êtes moins que ce que vous n'êtes. Etant petite, on est parfois moins prise au sérieux. Osez occuper la place que vous méritez.

En faisant ainsi vous rendez service non seulement à vous même mais aussi aux autres, en montrant l'exemple. Vous êtes « grande » à l'intérieur. Montrez-le..

A PROPOS DE L'AUTEUR

Julia Noëlle est autrice de livres illustrés.

Psychologue de formation, elle a développé des programmes de développement personnel pour des ONG dans divers pays dont le Cambodge et l'Inde.

Elle est convaincue que chacun peut transformer sa vie et développer son potentiel en adoptant une démarche constructive et positive.